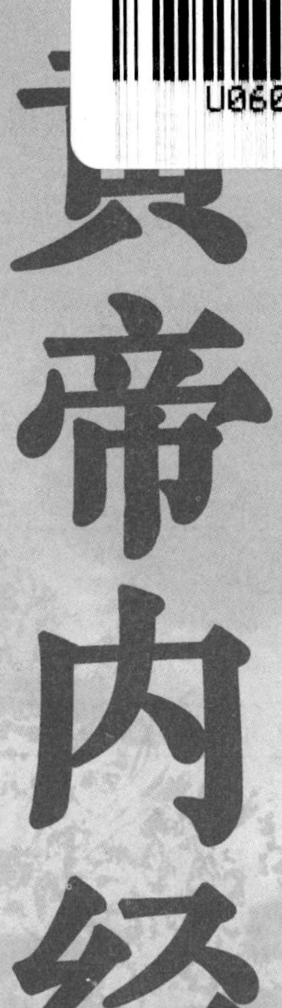

黄帝内经

七论新编

初尝经典之学　虽觉苦涩　犹食不已
而今回甘香醇　不怜两鬓清霜

编著　阎钧天
整理　药红霞

中国科学技术出版社
·北　京·

图书在版编目（CIP）数据

《黄帝内经》七论新编 / 阎钧天编著；药红霞整理 . —北京：中国科学技术出版社，2019.5

ISBN 978-7-5046-8255-0

Ⅰ . ①黄… Ⅱ . ①阎… ②药… Ⅲ . ①《内经》—研究 Ⅳ . ① R221.09

中国版本图书馆 CIP 数据核字（2019）第 055539 号

策划编辑　焦健姿　高　锋
责任编辑　焦健姿
装帧设计　华图文轩
责任校对　龚利霞
责任印制　李晓霖

出　　版　中国科学技术出版社
发　　行　中国科学技术出版社有限公司发行部
地　　址　北京市海淀区中关村南大街 16 号
邮　　编　100081
发行电话　010-62173865
传　　真　010-62179148
网　　址　http：//www.cspbooks.com.cn

开　　本　710mm×1000mm　1/16
字　　数　252 千字
印　　张　17
版　　次　2019 年 5 月第 1 版
印　　次　2019 年 5 月第 1 次印刷
印　　刷　北京威远印刷有限公司
书　　号　ISBN 978-7-5046-8255-0/R・2389
定　　价　39.80 元

畅 序

中医学护佑华夏经数千年而不衰，虽数经磨难，然历久弥新。除其有完整的理论体系和丰富的临床经验外，与其特殊的传承方式也不无关系。

传统的中医传承，除随师侍诊，勤于实践外，认真记诵和善于领悟也是成功征程不可逾越的关键，正所谓登岱顶之蹊径，诣扶桑之舟楫，非此莫适。记诵药性、方歌、脉诀，记诵经典条文；领悟经典要义，领悟老师一招一式，都是不可舍弃的功课。

中医学习的成功，在于有坚实的理论基础和丰富的临床实践。而坚实理论基础的获得，不但要广闻博览，而且又应将经典著作和医学基础背诵烂熟。正如《医宗金鉴·凡例》所云："医者，书不熟则理不明，理不明则识不清，临证游移，漫无定见，药证不名，难以奏效。"细观名家大师的成功之路，无一不是经过这同样艰辛的历程。任应秋如是说："我学习经典著作如《灵枢》《素问》《伤寒论》《金匮要略》《神农本草经》，都是二十岁以前读背的，也就是用机械的方法，朝斯夕斯地读和背，基本把它记下来了。"岳美中也如是说："对《金匮要略》《伤寒论》，如果能做到不假思索，张口就来，到临床应用时，就成了有源头的活水。不但能触机即发，左右逢源，还会熟能生巧，别有会心。"谢海洲也说："经典著作是中医理论的源泉，有了熟读乃至重点篇章能够背诵的硬功，博览各家各派，才能抓住重点。老一辈所以能引经据典，脱口而出，如数家珍，就是因年轻时下过一番苦功。经典读熟了，以后才有豁然贯通之妙。尤其在青少年时，奠基更为重要。"

吾虽非中医成功之士，但每忆及随父亲和师傅们侍诊时，每日记诵三字经、汤头歌诀……朝夕不辍。背诵，不单纯是记忆的问题，还有加深理解的作用。学习方歌、药物更是如此，不背不成。熟背才能得心应手，口到笔到，熟能生巧，这种背诵的“童子功”，对学习中医的人是必备的。我曾反思临床不少成功案例，都是在当时童子功基础上顿悟的结果。顿悟虽是佛学的概念，但我相信它的存在，因为顿悟不是没有根据地胡思乱想，而是需要以长期的临床实践为基础，以广博的知识为前提，以丰富的临床经验为条件，没有知识和经验的高度积累，是不可能具有直觉——顿悟思维能力的。

阎钧天先生自幼师从岐黄，积五十年耕耘，功底深厚，博学强识，领悟甚广。识运气，解音律，通诗赋，善歌舞，可谓通才。退休后整理经年所得所识，撰成医书，既依旧律而填新词，又破陈识而立新意，多成诀成赋，皆朗朗上口，便诵易记。既可为初学启蒙，又可为深究指迷，足可深藏锦囊。

阎先生嘱为之序，谨识于兹。

河东一叟　畅达

甲午年立夏

柴 序

吾与阎钧天先生三十年前同在运城市中医院工作，往事至今仍如昨天历历在目，虽是同事，又是亦师亦友，亦兄长。最难忘而且多次和同道谈起 1980 年阎钧天先生而立之年，在中医经典班任教，主讲《医古文》和《伤寒论》等课时，年轻有为，精力充沛，穿着白大褂，站在讲桌的右边，从来不坐，除在黑板上板书外，几乎从不换位置讲到下课，堂堂如此，讲课医学知识之渊博，传统文化水平之高，真有穿越时空之感，空谷留声，回味无穷，真学问也。

阎先生用《内经》的五运六气学术思想来研究中医经典，形成了阎氏河东学术思想流派，将五运六气论熔铸一炉，尤其是用“六气辨证”阐释《伤寒论》辨证思想的本义，所悟的内容都言之有理，所论之方法皆真实可靠。

《伤寒论》从古至今研究和注解的医家多如牛毛，无不墨守着“六经辨证”的常规，没人敢越雷池一步，而阎钧天先生大胆地用“五运六气学说”去注解和验证《伤寒论》，倡导“六气辨证”，才能还原《伤寒论》的本来面目。

阎钧天先生年少跟师张德煜先生学医时，师令读《伤寒论》，且曰：仲景一书，所言皆阴阳六气，后人竟以六经目之，汝宜细研，以斟是非。随行医年长，乃读成无己《注解伤寒论》、柯韵伯《伤寒来苏集》、陈修园《伤寒论浅注》、张志聪《伤寒论集注》等，方知师言不谬，乃潜心研索，励志索本探源，甄谬勘误，以正后人之视听。

最后，我写了一首拙诗，题目是“竹”来赞誉阎钧天先生：

竹的性格本天真，黄土石缝都扎根。

东南西北风再劲，宁折不弯立万人。

自古文人偏爱竹，取其心虚做学问。

武圣关羽亦爱竹，风雨竹诗烁古今。

卫生部《中华名医论坛》杂志社原总编辑
著名中医药学者　柴瑞震

自 序

内经一书，肇之先古，前后十八卷，皆黄帝岐伯问答之辞。黄帝之问，随兴而发，岐伯之答，悉尊帝意，故虽洋洋数万言，而无条理可循，其文“或一篇重出，而别立二名，或两论并吞，而都为一目，或问答未已，别树篇题”，或方论汤液之用，忽杂形弊血尽而功不立之由，或寒暄奉迎之语，时时夹杂其中，使后来学者读之，多生迷惑，扰乱思绪。历代注内经者，不乏其人，然多因循旧篇，囫囵吞枣，惟元代滑寿，字伯仁，号婴宁生者，经反复研究，“删去繁芜，撮其枢要”，另行编次，分为脏象、经度、脉候、病能、摄生、论治、色脉、针刺、阴阳、标本、运气、汇萃凡十二类；至明代有李中梓者，字士才，号念莪，在伯仁基础上，又作《内经知要》一帖，分道生、阴阳、色诊、脉诊、脏象、经络、治则、病能八类，所选内容较伯仁为简，然精华之处则疏漏不少；讫至公元一九五九年，南京中医学院医经教研组，集诸家之思路，而编著《内经辑要》一书，分为阴阳五行、摄生、脏象、经络、病能、诊法、论治、五运六气八类，是编虽云精简，然而扼要之处，仍挂一漏万，使《内经》原来面目掩映不现，且有本末倒置之嫌。愚素嗜《内经》，研读多年，既欲使读者简易易学，明白就里，复欲不失圣经之本来面目，乃反复琢磨，揣度圣意，取其精华，删其琐语，重新编排，另分类次，曰：阴阳创始论、运气成败论、身命生生论、摄生御病论、因机病形论、诊法论、调治宜忌论共七篇，于后之学者，知医道先后之序，医理朗然可析，或有小补云。

前　言

我国医学，肇自先古，古人根据所处环境，水土风情，形成了一种顺其自然的生活习惯，并由此习惯而创建了一种卫护生命的学说，此乃是我国传统医学之由来。

医创于人，人生于自然，自然法于阴阳，阴阳乃天地之初，故列阴阳创始于第一；阴阳二气，分天与地，天气地气，运行不息，而生万物，而害万物，故列运气成败于第二；人生于地，命悬于天，生长壮老死，各有其数，阴阳气血，脏腑经络，五官九窍，筋骨皮毛，亦各具数理，故列身命生生于第三；四时阴阳者，万物之终始，死生之根本，逆之则灾害生，从之则苛疾不起，故列摄生御病于第四；人非圣贤，孰能无过，摄生有失，疾遂生焉，病生有因，病成有机，病发有形，故列因机病形于第五；病既已成，医当治之，欲医其过，必先明断，故列诊法于第六；望、闻、问、切已毕，即当施以调治，故列调治宜忌于第七。有关治法，虽列专篇论述，然主要治法治则，多在《至真要大论》中，为避免重复，学者须当参看《至真要大论》，不可只限于调治宜忌大法篇。素问中凡涉针刺之文，例属论治之例，凡欲用针灸法调治疾病者，悉尊调治宜忌大法，故不录。是编，只对所选原文中难解之字、词，在每段文后，参先贤注释予以注解，不作语译。对五运六气所选之七大论，为便于读者理解，除对字、词注解外，于每篇论文之后另加了“编者按”，指出了该篇之要旨。

目 录

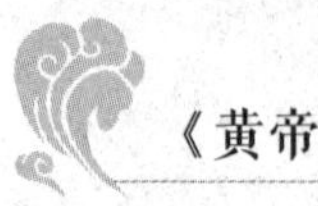

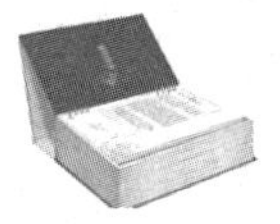

阴阳创始论第一

阴阳创始者，谓世间万物皆由阴阳所创造，易有太极，是生两仪，两仪者，即阴与阳，阴阳互化，又生五行，五行互化，乃生万物，人自不得例外，《内经》中凡论阴阳五行者俱载此篇中，因命篇曰阴阳创始论。

阴阳二字，从名词来看，似乎很抽象，但其实各有实物所指，在运用中，各有一定物质基础，阴阳所指，遍及宇内。阴，代表了一类事物，阳，也代表了一类事物。如水、月亮、黑夜、阴雨天，寒冷等，皆属于阴；而火、太阳、白天、晴朗天、炎热等，则皆属于阳。从人体来讲，足部、筋骨、五脏、血液、津液，及所有成其生命之物质都属于阴；而头部、皮肤、六腑、元气及生命活动之功能等，都属于阳。从疾病来讲，怕冷，恶寒、泄泻、多尿、尿液清冷等征象，都属于阴；而怕热、发热、大便干燥、尿涩尿痛、小便黄赤等征象，都属于阳。从诊断疾病来看，脉浮，脉实大有力，舌红赤，舌苔黄燥，谵语狂乱等征象，属于阳；而脉沉、脉细弱无力、舌淡嫩，舌苔白润，低语郑声等征象，则属于阴。从用药来看，酸、苦、涌、泻为阴，而辛、甘、发散为阳。

阴阳即“易”，“易”者“一”也，原是一气，气之流动则为阳，气凝而不动则为阴，其自身之含义，不外乎四：一，“易”之对立与统一。“易有太极”，言阴阳原是一物，一个完整的物质；“是生两仪”，谓此一物一分为二，为阴为阳，而为相互对立之两种物质，然有不可分割，如一日之夜间为阴，而白昼为阳。二、“易”之彼此消长。原是一物而一分为二，此多则彼少，此少则彼多，此消则彼长，此长则彼消，如冬寒与夏热之互为消长。三，“易”之互根。“易”分阴阳，可知阴阳原自“易”中来，

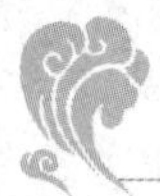

而阴中自有阳，阳中亦自有阴，故阳根于阴，阴根于阳，如夏至一阴生，冬至一阳生。四、“易”之相互转化。阴阳既然互为消长，自然二者即可相互转化，阳极则化阴，阴极则化阳，如冷极则天渐热，而热极则天渐凉。阴阳动静，反复变迁，故曰易者易也，夫若洞晓“易”中机理，则世间无所不知矣。

阴阳乃形而上者，可以意会，不可以言传；阴阳互化而生五行，金、木、水、火、土是也。此五行，则形而上兼形而下者，既可以意会，也可以言传。五行在自然界，代表金、木、水、火、土五类物质，以及五方、五色、五味、五音、五声；在人体，则代表五脏、六腑等各系统之生理功能。五行之间，存在着极其复杂的关系，正常情况下是生克制化，生，即五行之间相互资助、相互帮扶；克，即五行之间相互制约，相互抑制。生与克同时存在，则能生能化，这样才能保持事物或人体生理功能之平衡安康。另一方面是五行的乘侮胜复，即五行之间，因其盛衰不同，而失于平衡。乘，乃五行因自身势强而倚强凌弱，依序相克，如木克土；侮，乃五行因自身势强或对被克一方势弱而发生逆序反克，如金反克火；胜，乃五行自身过于强盛而过分克制（胜于）被克一方，如五运太过而致受克一方发生病变；复，乃被克一方之子起而报复原克其母者，如金被火克之后，金之子水，起而克制（报复）于火。故五行有生有克，有制有化，相互平衡，则诸事皆安，若五行相互乘侮胜复，则必然祸起萧墙。

五行派生于阴阳，故五行中又有阴阳之分，所以归根结底，世间所有之所有，还在于阴阳二字。阴之于阳，万物之母，生也于斯，亡也于斯，人之健康赖于阴阳，人之疾病，因乎阴阳，阳根乎阴，阴根乎阳，阴长阳消，阴消阳长，阳极变阴，阴极变阳，种种生机与种种病机，皆从阴阳上寻求则无余蕴矣。

天元纪大论

太虚[①]寥廓，肇基[②]化元，万物资始，五运[③]终天[④]，布气真灵，总统坤元[⑤]，

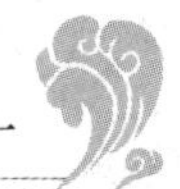

九星[⑥]悬朗，七曜[⑦]周旋，曰阴曰阳，曰柔曰刚，幽显[⑧]即位，寒暑弛张[⑨]，生生化化，品物咸章[⑩]，臣斯十世，此之谓也。

【注释】

①太虚：真气所在的空玄之境。

②肇基：开始之本原。

③五运：一年三百六十五天，每七十三天零五刻为一运，大寒时，从木运开始，依次火运、土运、金运、而终于水运，谓之五运。

④终天：天，即年；终天，谓一年结束。

⑤坤元：自然界。

⑥九星：谓天蓬星、天芮星、天冲星、天辅星、天禽星、天心星、天任星、天柱星、天英星。

⑦七曜：日、月，以及木、火、土、金、水五星。

⑧幽显：幽暗，明显。

⑨弛张：更替。

⑩咸章：咸，皆、全；章，明了。

生气通天论

夫自古通天[①]者，生之本[②]，本于阴阳。天地之间，六合[③]之内，其气九州[④]、九窍，五脏、十二节，皆通乎天气，其生五[⑤]，其气三[⑥]，此寿命之本也。

【注释】

①通天：与自然界相联系。

②生之本：生命的根源。

③六合：上、下、与东、南、西、北，为六合。

④九州：古代中国地域之划分，冀、衮、青、徐、扬、荆、豫、梁、雍，为九州。

⑤其生五：生命立于木、火、土、金、水五运之气。

⑥其气三：天气、地气、运气。

阴阳应象大论

黄帝曰：阴阳者，天地之道[①]也，万物之纲纪[②]，变化之父母[③]，生杀之本始[④]，神明[⑤]之府[⑥]也。

【注释】

①道：规律。

②纲纪：法则。

③父母：基因。

④本始：能源。

⑤神明：信息。

⑥府：府库。

生气通天论

阳气者，若天与日，失其所[①]，则折寿而不彰。故天运[②]当以日光明，是故阳因而上，卫外者也。

凡阴阳之要，阳密乃固[③]，两者不和，若春无秋，若冬无夏，因而和之，是谓圣度[④]。故阳强[⑤]不能密，阴气乃绝，阴平阳秘，精神乃治，阴阳离绝，精气乃绝。

【注释】

①其所：阳气应在之处。

②天运：自然界阴阳运之常态。

③阳密乃固：阳密，阳气对人体进行保护；乃固，牢固，健康。

④圣度：最佳标准。

⑤阳强：阳气过于弛张。

六节藏象论

夫自古通天者，生之本，本于阴阳，其气九州、九窍，皆通乎天气，故其生五，其气三。三而成天，三而成地，三而成人，三而三之，合则为九，九分为九野，九野为九脏；故形脏四[①]，神脏五[②]，合为九脏以应之也。

【注释】

①形脏四：头角、耳目、口齿、胸中，此四者谓之形藏。

②神脏五：心、肝、肺、脾、肾，此五者，谓之神藏。其余皆参前《生气通天论》。

阴阳应象大论

积阳为天，积阴为地。阴静阳躁，阳生阴长，阳杀阴藏。阳化气，阴成形。

故清阳为天，浊阴为地。地气上为云，天气下为雨；雨出地气，云出天气。

清阳出上窍[①]，浊阴出下窍[②]，清阳发腠理[③]，浊阴走五脏[④]，清阳实四肢，浊阴归六腑[⑤]。

【注释】

①清阳出上窍：呼吸之气出于上窍；出，走也；上窍，口鼻。

②浊阴出下窍：谓大小便出于下窍；下窍，前阴后阴。

③清阳发腠理：清阳，水谷所化之无形精气；腠理，肌肉皮肤之纹理。

④浊阴走五脏：浊阴，水谷所化之精血津液；五脏，心肝肺脾肾也。

⑤浊阴归六腑：浊阴，水谷所化之糟粕；六腑，胆、胃、大肠、小肠、三焦、膀胱。

水为阴，火为阳。阳为气，阴为味，味归[①]形，形归气，气归精，精归化，精食气[②]，形食味[③]，化生精，气生形；味伤形，气伤精，精化为气，气伤于味。

【注释】

①归：化生也。

②精食气：食，饲养，精依靠气来饲养。

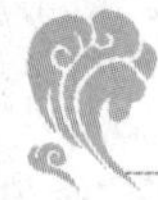

③形食味：形体依靠五味来饲养。

阴味出下窍，阳气出上窍[①]。味厚者为阴[②]，薄为阴之阳[③]；气厚者为阳[④]，薄为阳之阴[⑤]。味厚则泄，薄则通，气薄则发泄，厚则发热。

【注释】

①阴味出下窍，阳气出上窍：阴味有形有质，重浊下行者属阴；气无形无质，清轻上行者属阳。

②味厚者为阴：味道浓重者属阴。

③薄为阴之阳：味属阴而味道淡薄，故为阴中之阳。

④气厚者为阳：厚，气浓盛也。

⑤薄为阳之阴：薄，气稀疏也。

壮火[①]之气衰，少火[②]之气壮，壮火食气[③]，气食少火[④]，壮火散气，少火生气。气味辛甘发散为阳，酸苦涌泄为阴。

【注释】

①壮火：邪气。

②少火：正气，生阳之气。

③壮火食气：食，指消耗

④气食少火：食，饲养。

故曰：天地者，万物之上下也，阴阳者，血气之男女也，左右者，阴阳之道路也，水火者，阴阳之征兆也，阴阳者，万物之能始也。故曰：阴在内，阳之守也[①]，阳在外，阴之使也[②]。

【注释】

①阴在内，阳之守也：阴为阳而守于内。

②阳在外，阴之使也：阳为阴在外之信使。

所谓阴阳者，去者为阴，至者为阳。静者为阴，动者为阳。迟者为阴，数者为阳。

天有四时五行，以生长收藏，以生寒暑燥湿风；人有五脏化五气，以生喜怒悲忧恐。

金匮真言论

故曰：阴中有阴，阳中有阳。平旦[①]至日中，天之阳，阳中之阳也；日中[②]至黄昏[③]，天之阳，阳中之阴也；合夜[④]至鸡鸣，天之阴，阴中之阴也；鸡鸣至平旦，天之阴，阴中之阳也。故人亦应之。

【注释】

①平旦：早晨卯（六）时。

②日中：上午午（十二）时。

③黄昏：下午酉（十八）时。

④合夜：晚子（十一）时。

夫言人之阴阳，则外为阳，内为阴；言人身之阴阳，则背为阳，腹为阴；言人身之脏腑中阴阳，则脏者为阴，腑者为阳，肝、心、脾、肺、肾五脏皆为阴，胆、胃、大肠、小肠、膀胱、三焦六腑皆为阳。所以欲知阴中之阴，阳中之阳者，何也？故背为阳，阳中之阳，心也；背为阳，阳中之阴，肺也；腹为阴，阴中之阴，肾也；腹为阴，阴中之阳，肝也；腹为阴，阴中之至阴，脾也；此皆阴阳表里、内外、雌雄相输应也，故以应天之阴阳也。

阴阳离合论

黄帝问曰：余闻天为阳，地为阴；日为阳，月为阴；大小月三百六十日成一岁，人亦应之。今三阴三阳，不应阴阳，其故何也？岐伯对曰：阴阳者，数之可十，推之可百；数之可千，推之可万；万之大，不可胜数，然其要一也[①]。天覆地载，万物方生，未出地者，命曰阴处，名曰阴中之阴；则出地者，命曰阴中之阳。阳予之正，阴为之主；故生因春，长因夏，收因秋，藏因冬，失常则天地四塞[②]。阴阳之变，其在人者，亦数之可数。

【注释】

①其要一也：一阴一阳之对立统一。

②天地四塞：阴阳隔塞不通。

灵枢论疾诊尺篇

四时之变，寒暑之胜，重阴必阳，重阳必阴[①]。故阴主寒，阳主热。故寒甚则热，热甚则寒。故曰：寒生热，热生寒，此阴阳之变也。

【注释】

①重阴必阳，重阳必阴：重，重叠。

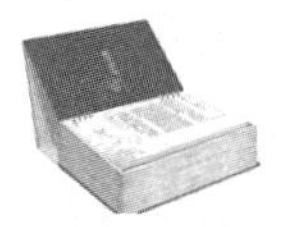

运气成败论第二

运气者何？即所谓五运六气也。五运六气，乃天地间自然流行之气，其气或寒或热，或燥或湿，于人于物，休戚相关。运气正常谓之成，则风调雨顺，人物俱安；运气反常谓之败，则寒暑燥湿不时，人物俱败。古人为洞晓自然界天候、地候、物候、人候，以及病候之关系，遂解析研究而成为一种学说。这一学说之基础与核心，自然还是阴阳五行之理论。

五运，即土、金、水、木、火，与甲、乙、丙、丁、戊、己、庚、辛、壬、癸，十天干配合而分阴分阳，即甲己化土，乙庚化金，丙辛化水，丁壬化木，戊癸化火，阳干所配之五行属阳，阴干所配之五行属阴，用以推测每年岁运及人身五脏之强弱，即运气学所说之太过运和不及运。六气，即风、火、暑、湿、燥、寒六种不同之气，此六气各为不同之年份所司隶，何年是何气之推算方法，是看年份与子、丑、寅、卯、辰、巳、午、未、申、酉、戌、亥与十二地支配合情况，即子午少阴君火，丑未太阴湿土，寅申少阳相火，卯酉阳明燥金，辰戌太阳寒水，巳亥厥阴风木。这些配合，也分阳分阴，阳支所配年份之气属阳，阴支所配年份之气属阴。用以说明每年和各个季节之气候变化及六腑经络之盛衰。将五运和六气结合起来，则可以演绎与了解天时、地理、气象、气候等同人体和疾病之间之关系。

五运分大运、主运、客运。大运又名中运，又有太过与不及之别，可以统观全年之气象，五年一循环；主运把一年三百六十五天分为五个时间段，每个时间段为七十三天零五刻，每个时间段之主气主每个时段之常令，年年不变；客运，也分五个时段运行，但随大运而推移，年年有变，可推算一年之内不同气象之变化。

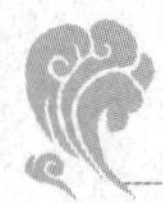

六气，把一年三百六十五天分为六个时段，每个时段为六十日零八十七刻半。六气分主气和客气。每个时段之主气固定不变，反映时令节气之正常规律；客气为时令节气之反常变化，逐年转换不居；客气之推算，比较复杂，它分为司天、在泉、左右四间气共六步，司天主管上半年，而又可统管全年；在泉只主管下半年；四间气，分布于司天、在泉之间之不同时段。总之，二十四节气之变化情况都在客气之六步之中。主气不动，客气移易，于是又有“客主加临”，客主加临时，则可进一步分析气候之具体变化情况。

或欲养生延年，或欲断病医疾，不知年之所加，何以为医？斯为医者，不可以不知运气耳。

六节藏象论

黄帝问曰：余闻天以六六[①]之节，以成一岁，人以九九制会[②]，计人亦有三百六十五节[③]，以为天地久矣，不知其所谓也？岐伯对曰：昭乎哉问[④]也！请遂言之。夫六六之节、九九制会者，所以正天之度、气之数[⑤]也。天度者，所以制日月之行也；气数者，所以纪化生之用也。天为阳，地为阴，日为阳，月为阴，行有分纪，周有道理[⑥]，日行一度，月行十三度而有奇[⑦]焉，故大小月三百六十五日而成岁，积气余而盈闰[⑧]矣。立端于始[⑨]，表正于中[⑩]，推余于终，而天度毕矣。

【注释】

①六六：六十天为一个甲子，六六，即六个甲子，谓一年三百六十天也。

②九九制会：谓地有九野、九州，人有九窍、九脏。制会，谓制度，准则。

③人亦有三百六十五节：节谓骨节，或穴位。

④昭乎哉问：问个明白。

⑤天之度，气之数：天之度，谓周天三百六十五度；气之数，谓一年二十四节气之常数。

⑥行有分纪，周有道理：行有周纪，谓对天体划分之部位。周有道理，

谓日月环周有一定轨道。

⑦奇：读作基，即余，或零头之意。

⑧积气余而盈闰：阴历月份以朔望来计算，一个月约均29.5日；节气，以地球绕太阳15度来计算，一个节气平均为15天左右，每个月算两个节气。因此，月份常不足，节气常有余，计每个月余一日，三年则余差不多一个月，所以，三年必有一个闰月，大约十九年会有七个闰月，这时，节气与月份才能一致。

⑨立端于始：端，一岁之首，指冬至节，古人以此确定一岁之首。

⑩表正于中：表，圭表，古代天文仪器；正，校正。古代用圭表测量日影角度，根据日月的行程来校正时令节气。

帝曰：余已闻天度矣，愿闻气数何以合之？岐伯曰：天以六六为节，地以九九制会；天有十日，日六竟而周甲，甲六复而终岁，三百六十日法也。

帝曰：余已闻六六、九九之会也，夫子言积气盈闰，愿闻何谓气？请夫子发蒙解惑焉！岐伯曰：此上帝所秘，先师传之也。帝曰：请遂闻之。岐伯曰：五日谓之候，三候谓之气[①]，六气谓之时[②]，四时谓之岁，而各从其主治焉。五运相袭，而皆治之，终朞之日，周而复始；时立气布，如环无端，候亦同法。故曰：不知年之所加，气之盛衰，虚实之所起，不可以为工矣。

【注释】

①三候谓之气：指时间段而言，一气即十五日。

②六气谓之时，亦指时段而言，六气，即六个十五天，也即三个月。

帝曰：五运[①]之始，如环无端，其太过[②]不及[③]何如？岐伯曰：五气更立[④]，各有所胜，盛虚之变，此其常也。帝曰：平气[⑤]何如？岐伯曰：无过者也。帝曰：太过不及奈何？岐伯曰：在经有也[⑥]。

【注释】

①五运：金、木、水、火、土，五运也。

②太过：运气盛而有余者，谓太过之运。

③不及：运气弱而不足者，谓不及之运。

④五气更立：五运之气相互交替。

⑤平气：运气不过盛，不衰弱，呈和平之态，谓之平气。

⑥在经有也：以上所述，经文载之。

帝曰：何为所胜？岐伯曰：春胜长夏，长夏胜冬，冬胜夏，夏胜秋，秋胜春，所谓得五行时之胜，各以气命其脏。帝曰：何以知其胜？岐伯曰：求其至也[①]，皆归始春[②]，未至而至[③]，此为太过，则薄所不胜[④]，而乘[⑤]所胜[⑥]也，命曰气淫，不分邪僻[⑦]内生，工不能禁；至而不至，此谓不及，则所胜妄行，而所生受病，所不胜薄[⑧]之也，命曰气迫[⑨]。所谓求其至者，气至之时也，谨候其时，气可与期[⑩]，失时反候，五治不分，邪僻内生，工不能禁也。

【注释】

①求其至也：求，推求；其，时令与气候；至，到达。

②始春：立春也。

③未至而至：前一至字，指时令，后一至字，指气候。

④所不胜：五行之间，来克我者，为所不胜。

⑤乘：欺凌。

⑥所胜：为我所克者，为所胜。

⑦邪僻：邪气。

⑧薄：侵犯。

⑨迫：胁迫也。

⑩气可与期：应至之气，应时而至。

帝曰：有不袭[①]乎？岐伯曰：苍天之气，不得无常也；气之不袭，是为非常，非常则变矣。帝曰：非常而变奈何？岐伯曰：变至则病，所胜则微[②]，所不胜则甚[③]，因而重感于邪，则死矣。故非其时则微，当其时则甚也。

【注释】

①袭：承袭、衔接。

②微：轻微。

③甚：严重。

帝曰：善。余闻气合而有形，因变以正名，天地之运，阴阳之化，其于万物，孰多孰少，可得闻乎？岐伯曰：悉乎哉问也！天至广，不可度，地至大，不可量，大神灵问，请陈其方。草生五色，五色之变，不可胜视，草生五味，五味之美，不可胜极，嗜欲不同，各有所通。

［编者按］本篇所选内容，主要是讨论六六之节和九九制会，说明天地日月运行以成岁月的规律，以及与人类之间之关系；这种关系，也正是中医一贯主张“天人相应”之精神所在，指出五运失常，时序变异，会给人类带来灾害和疾病。

天元纪大论

黄帝问曰：天有五行御[①]五位，以生寒暑燥湿风，人有五脏化五气，以生喜怒思忧恐，论言五运相袭而皆治之，终朞[②]之日，周而复始，余已知之矣，愿闻其与三阴三阳之候，奈何合之？鬼臾区稽首再拜对曰：昭乎哉问也，夫五运阴阳者，天地之道也，万物之纲纪，变化之父母，生杀之本始，神明之府也，可不通乎！故物生谓之化，物极谓之变，阴阳不测谓之神，神用无方谓之圣。

【注释】

①御：临御，即管理、支配之意。

②朞：读作基，一年谓之朞。

夫变化之为用也，在天为玄[①]，在人为道[②]，在地为化[③]，化生五味，道生智，玄生神。神在天为风，在地为木；在天为热，在地为火；在天为湿，在地为土；在天为燥，在地为金；在天为寒，在地为水。故在天为气，在地成形，形气相感而化生万物矣。

【注释】

①玄：神秘难测。

②道：规律，法则。

③化：化生。

然天地者，万物之上下也；左右者，阴阳之道路也；水火者，阴阳之

征兆也；金木者，生成之终始[①]也；气有多少[②]，形有盛衰[③]，上下相召[④]，而损益彰矣。

【注释】

①生成之终始：木启于春，万物发生，金刑于秋，万物收成，故金木为生成之终始。

②气有多少：五运之气，各有多少之分。

③形有盛衰：形，五行，五运，五运有太过、不及之分。

④上下相召：天气、地气，相互感应。

帝曰：愿闻五运之主时也，何如？鬼臾区曰：五气运行，各终朞日[①]，非独主时也。

【注释】

①朞日：朞谓年，日谓五时（春、夏、长夏、秋、冬）。一运主一年，又主一年中之五个时运，故曰各终朞日。

何谓气有多少，形有盛衰？鬼臾区曰：阴阳之气，各有多少，故曰三阴三阳[①]也。形有盛衰，谓五行之治，各有太过不及也。故其始也，有余而往，不足随之，不足而往，有余从之。知迎知随，气可与期，应天为天符[②]，承岁为岁值[③]，三合[④]为治。

【注释】

①三阴三阳：厥阴、少阴、太阴，谓三阴；少阳、阳明、太阳，谓三阳。

②天符：主运之气与司天之气相符合，谓之天符。

③岁值：主运与当年年支五行属性相同，谓之岁值。

④三合：主运、司天之气、年支五行属性，三者相同，谓之三合。

帝曰：上下相召[①]奈何？鬼臾区曰：寒暑燥湿风火，天之阴阳[②]也，三阴三阳上奉之，木火土金水火，地之阴阳[③]也，生长化收藏下应之，天以阳生阴长，地以阳杀阴藏，天有阴阳，地亦有阴阳，故阳中有阴，阴中有阳，所以欲知天地之阴阳者，应天之气，动而不息[④]，故五岁而右迁[⑤]；应地之气，静而守位[⑥]，故六朞而环会[⑦]。动静相召，上下相临，阴阳相错，而变由生也。

【注释】

①上下相召：上，指天气；下，指地气。天气、地气相互感应。

②天之阴阳：即风寒暑湿燥火之分属于三阴三阳，为巳亥厥阴风、子午少阴暑（热）、丑未太阴湿、寅申少阳火、卯酉阳明金、辰戌太阳寒。

③地之阴阳：即主时之气的三阴三阳。初气木、二气火、三气相火、四气土、五气金、终气水。

④应天之气，动而不息：应天之气，谓地有五运（行）之气应于天干。动而不息，谓地气有五，天气有六，五六相合，六多五少，少则动速，故云动而不息。

⑤五岁而右迁：每五年则运相同，如甲子年为土运，至己巳年又为土运。乙丑年为金运，至庚午年又为金运。

⑥应地之气，静而守位：应地之气，谓天气之应于地支也。静而守位，谓以地承天而地支不动也。天气有六，地气有五，六多于五，相对而言，比较静止，故云。

⑦六朞而环会：六年一周，又重新开始。

帝曰：上下周纪[1]，其有数乎？鬼臾区曰：天以六为节，地以五为制，周天气者，六朞为一备；终地纪者，五岁为一周。君火以明，相火以位[2]，五六相合，而七百二十气为一纪[3]，凡三十岁；千四百四十气，凡六十岁而为一周[4]，不及太过，斯皆见矣。

【注释】

①上下周纪：天干有五在上，地支有六在下，天地相合，得七百二十气为一纪，为上下周纪。

②君火以明，相火以位：地有二火，而君火主神明不主运，惟相火主运，所以运有五，而气则有六。

③七百二十气为一纪：气，指节气，一年二十四节气，五六三十年，合七百二十气，乃为一纪。

④一周：指六十个不同的年份，为一个甲子周。

帝曰：夫子之言，上终天气，下毕地纪，可谓细矣；余原闻而藏之，

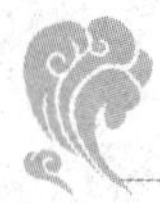

上以治民，下以治身，使百姓昭著，上下和亲，德泽下流，子孙无忧，传至后世，无有终时，可得闻乎？鬼臾区曰：至数之机[①]，迫迮[②]以微，其来可见，其往可追，敬之者昌，慢之者亡，无道行私，必得天殃，谨奉天道，请言真要。

【注释】

①至数之机：至数，谓五运六气相合的定数；机，五运六气相互交错轮转，其中所含之规律。

②迫迮：切近而微细。

帝曰：善言始者，必会于终，善言近者，必知其远，是则至数极而道不惑，所谓明矣，愿夫子推而次之，令有条理，简而不匮，久而不绝，易而难忘，为之纲纪，至数之要，愿尽闻之。鬼臾区曰：昭乎哉问，明乎哉道，如鼓之应桴，响之应声也。臣闻之：甲己之岁，土运统之；乙庚之岁，金运统之；丙辛之岁，水运统之；丁壬之岁，木运统之；戊癸之岁，火运统之。

帝曰：其于三阴三阳，合之奈何？鬼臾区曰：子午之岁，上见少阴[①]；丑未之岁，上见太阴；寅申之岁，上见少阳；卯酉之岁，上见阳明；辰戌之岁，上见太阳；巳亥之岁，上见厥阴；少阴所谓标也，厥阴所谓终也[②]。厥阴之上，风气主之[③]；少阴之上，热气主之；太阴之上，湿气主之；少阳之上，相火主之；阳明之上，燥气主之；太阳之上，寒气主之；所谓本也，是谓六元[④]。

帝曰：光乎哉道，明乎哉论，请著之玉版，藏之金匮，署曰天元纪。

【注释】

①子午之年，上见少阴：子年、午年，少阴司天，三阴、三阳之气上奉于天，故曰上见。

②少阴所谓标也，厥阴所谓终也：标者，开始也，终者，结束也。六十年阴阳之序，始于子午年，终于巳亥年。

③厥阴之上，风气主之：三阴三阳，代表六气而言，所以称为“之上”。

④六元：三阴三阳为标，寒、暑、燥、湿、风、火为本，天真元气，分为六化，总统坤元，故曰六元。

［编者按］本篇主要论述五运六气之一般规律，从太过、不及、平气

之岁气变化，说明运气对宇宙万物之影响。

五运六气是古代解释自然界气候变化，及其对人类和万物生长壮老已发展过程关系的一种学说。说明了运气学说的一些基本法则，指出了五运六气是四时气候变化的规律，也是万物以及人类生长壮老已的规律；并说明和解释了“太过”“不及”“平气”，以及“天符”“岁会”“三合”等运气学说中专用术语。

五运行大论

黄帝坐明堂，始正天纲①，临观八极②，考建五常③，请天师而问之曰：《论》言天地之动静，神明为之纪，阴阳之升降，寒暑彰其兆。余闻五运之数于夫子，夫子之所言，正五气之各主岁尔，首甲定运，余因论④之。鬼臾区曰：土主甲己，金主乙庚，水主丙辛，木主丁壬，火主戊癸。子午之上，少阴主之；丑未之上，太阴主之；寅申之上，少阳主之；卯酉之上，阳明主之；辰戌之上，太阳主之；巳亥之上，厥阴主之。

【注释】

①天纲：天文之大纲，如黄道、二十八宿、地平方位等。

②八极：东、南、西、北、东南、西北、东北、西南，八个方位。

③考建五常：考察、推求五行运气常态之大法。

④论：指“阴阳应象大论”和“气交变大论”。

不合阴阳①其故何也？岐伯曰：是明道也，此天地之阴阳也。夫数之可数者，人中之阴阳也，然所合，数之可得者也，夫阴阳者，数之可十，推之可百，数之可千，推之可万，天地阴阳者，不以数推，以象之谓也。

【注释】

①不合阴阳：指运气学说中三阴三阳与五运，和原来五行属性不相符合处。如甲己在五运属土运，而在五行属性上甲属木，己属土；亥子在五行属性上都属水，而在六气中则亥为厥阴风木，子为少阴君火。

帝曰：愿闻其所始也。岐伯曰：昭乎哉问也，臣览《太始天元册》文：

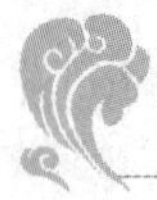

丹天[1]之气，经于牛女戊分[2]；黅天[3]之气，经于心尾己分[4]；苍天[5]之气，经于危室柳鬼；素天[6]之气，经于亢氐昴毕；玄天[7]之气，经于张翼娄胃。所谓戊己之分者，奎壁角轸，则天地之门户[8]也。夫候之所始，道之所生，不可不通也。帝曰：善。

【注释】

①丹天：丹者，赤也。

②经于牛女戊分：经，即横亘；牛女，以及后文中的心、尾、危、室、柳、鬼、亢、氐、昴、毕、张、翼、娄、胃、奎、壁、角、轸，是二十八宿的名称，是古代测天的基础。戊分，是十天干分布于天体上的位置，也即奎壁二宿所在之位置。

③黅天：黅者，黄也。

④己分：角轸二宿所在之位置。

⑤苍天：苍者，青也。

⑥素天：素者，白也。

⑦玄天：玄者，黑也。

⑧天地之门户：从太阳视运动看，太阳位于奎壁二宿时，正当由春入夏之时，而位于角轸二宿时，正当由秋入冬之时，夏为阳中之阳，为出，冬为阴中之阴，为入，出入之处，为之门户，故奎壁角轸为天地之门户。

《论》言[1]天地者，万物之上下、左右[2]者，阴阳之道路，未知其所谓也。岐伯曰：所谓上下者，岁上下见，阴阳之所在也。左右者，诸上见厥阴，左少阴，右太阳；见少阴，左太阴，右厥阴；见太阴，左少阳，右少阴；见少阳，左阳明，右太阴；见阳明，左太阳，右少阳；见太阳，左厥阴，右阳明。所谓面北而命其位[3]，言其见也。

【注释】

①《论》言：指《天元纪大论》中鬼臾区所说。

②上下、左右：上谓司天，下谓在泉；左右，即司天、在泉之左右，谓之“间气”。

③面北而命其位：上南下北，人面向南时的左右与人面向北时的左右

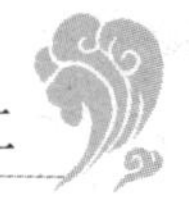

恰恰相反。这里说的是面向北时的左右，也即司天的左右。

帝曰：何谓下？岐伯曰：厥阴在上，则少阳在下①，左阳明，右太阴②；少阴在上，则阳明在下，左太阳，右少阳；太阴在上，则太阳在下，左厥阴，右阳明；少阳在上，则厥阴在下，左少阴，右太阳；阳明在上，则少阴在下，左太阴，右厥阴；太阳在上，则太阴在下，左少阳，右少阴；所谓面南而命其位，言其见也。上下相遘③，寒暑相临④，气相得⑤则和，不相得⑥则病。

帝曰：气相得而病者何也？岐伯曰：以下临上⑦，不当位也。

【注释】

①厥阴在上，则少阳在下：上，谓司天，下，谓在泉。以下同。

②左阳明，右太阴：指在泉的左右。

③上下相遘：上，指客气，下，指主气。相遘，指司天、在泉的客气和主气相互交感。

④寒暑相临：指客气加临与主气。

⑤相得：相互生扶为相得。

⑥不相得：相互克贼为不相得。

⑦以下临上：指位在下者加临于位在上者。如相火加临于君火之上，因为君火为上，相火为下；另一说，如土加临于火之上，亦为以下临上，因为土为火所生，所生者儿子，儿子应位于母之下也。

帝曰：动静何如？岐伯曰：上者右行，下者左行①，左右周天，余而复会也。

帝曰：余闻鬼臾区曰，应地者静②。今夫子乃言下者左行，不知其所谓也，愿闻何以生之乎？岐伯曰：天地动静，五行迁复，虽鬼臾区其上候③而已，犹不能遍明。夫变化之用，天垂象，地成形，七曜纬虚④，五行丽⑤地。地者，所以载生成之形类⑥也。虚者，所以列应天之精气⑦也。形精之动，犹根本之与枝叶也，仰观其象，虽远可知也。

帝曰：地之为下否乎？岐伯曰：地为人之下，太虚之中者也。

帝曰：冯⑧乎？岐伯曰：大气举之也。燥以干之，暑以蒸之，风以动之，湿以润之，寒以坚之，火以温之。故风寒在下，燥热在上，湿气在中，火游行其间，寒暑六入⑨故令虚而生化⑩也。故燥胜则地干，暑胜则地热，风胜则地动，湿胜则地泥，寒胜则地裂，火胜则地固矣。

【注释】

①上者右行，下者左行：此言运气之流行方式。面南而言，则上者右行，谓司天之气右旋，自东而西，下降于地；下者左行，谓在泉之气左转，自西而东，升上于天。

②应地者静：地气相对安静不动，故曰静。

③上候：上等也。

④纬虚：纬，日月五星循行于太空；虚，太虚，即宇宙。

⑤丽：附着之意。

⑥形类：泛指动、植、矿物一切有形的物类。

⑦应天之精气：指日月五星。

⑧冯：通“凭”字。

⑨寒暑六入：寒暑，谓一年，六入，谓六气下临大地，自外而入。

⑩令虚而生化：令，时令；虚，空虚。古人认为，实则不能接受外来之物，虚则能受，能受则能生化万物。

帝曰：天地之气①，何以候之？岐伯曰：天地之气，胜复②之作，不形于诊也。《脉法》曰，天地之变，无以脉诊，此之谓也。

帝曰：间气③何如？岐伯曰：随气所在，期于左右④。

帝曰：期之奈何？岐伯曰：从其气则和，违其气则病，不当其位⑤者病，迭移其位⑥者病，失守其位⑦者危，尺寸反者死，阴阳交⑧者死。先立其年，以知其气，左右应见，然后乃可以言死生之顺逆。

【注释】

①天地之气：指司天、在泉之气。

②胜复：克贼侵犯谓之胜，起而报复谓之复。

③间气：位于司天和在泉之间的气，谓之间气。

④左右：指脉之部位。

⑤不当其位：指以下临上。

⑥迭移其位：迭，更易。应见此位而不见，反见于他位。

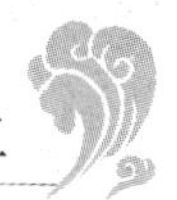

⑦失守其位：克贼之脉见于本位，本位应见之脉不见，为失守。

⑧阴阳交：阴阳反见。

帝曰：寒暑燥湿风火，在人合之奈何？其于万物何以生化？岐伯曰：东方生风，风生木，木生酸，酸生肝，肝生筋，筋生心。其在天为玄，在人为道，在地为化，化生五味，道生智，玄生神，化生气。神在天为风，在地为木，在体为筋，在气为柔[①]，在藏为肝，其性为暄，其德为和，其用为动，其色为苍，其化为荣，其虫[②]毛，其政[③]为散，其令[④]宣发，其变摧拉，其眚为陨，其味为酸，其志为怒。怒伤肝，悲胜怒；风伤肝，燥胜风；酸伤筋，辛胜酸。

【注释】

①柔：柔者软也，如草木倮虫之类。

②虫：泛指各类动物。

③政：指统率和管理。

④令：行使权利。

南方生热，热生火，火生苦，苦生心，心生血，血生脾。其在天为热，在地为火，在体为脉，在气为息[①]，在藏为心。其性为暑，其德为显，其用为燥，其色为赤，其化为茂，其虫羽，其政为明，其令郁蒸，其变炎烁，其眚燔焫。其味为苦，其志为喜。喜伤心，恐胜喜；热伤气，寒胜热；苦伤气，咸胜苦。

【注释】

①息：生长。

中央生湿，湿生土，土生甘，甘生脾，脾生肉，肉生肺。其在天为湿，在地为土，在体为肉，在气为充[①]，在藏为脾。其性静兼[②]，其德为濡[③]，其用为化，其色为黄，其化为盈[④]，其虫倮[⑤]，其政为谧[⑥]，其令云雨，其变动注，其眚淫溃，其味为甘，其志为思。思伤脾，怒胜思；湿伤肉，风胜湿；甘伤脾，酸胜甘。

【注释】

①充：充实，肥满。

②兼：二者相并。

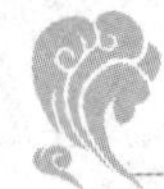

③濡：滋养，润养。

④盈：充满、丰满。

⑤倮：无毛无甲无鳞无羽的动物。

⑥谧：安静。

西方生燥，燥生金，金生辛，辛生肺，肺生皮毛，皮毛生肾。其在天为燥，在地为金，在体为皮毛，在气为成[①]，在藏为肺。其性为凉，其德为清，其用为固，其色为白，其化为敛，其虫介[②]，其政为劲[③]，其令雾露，其变肃杀，其眚苍落[④]，其味为辛，其志为忧。忧伤肺，喜胜忧；热伤皮毛，寒胜热；辛伤皮毛，苦胜辛。

【注释】

①成：成熟、成型。

②介：壳甲。

③劲：锐利、强力。

④苍落：青绿时干枯掉落，凋谢。

北方生寒，寒生水，水生咸，咸生肾，肾生骨髓，髓生肝。其在天为寒，在地为水，在体为骨，在气为坚[①]，在藏为肾。其性为凛[②]，其德为寒，其用为口[③]，其色为黑，其化为肃，其虫鳞，其政为静，其令霰雪，其变凝冽[④]，其眚冰雹，其味为咸，其志为恐。恐伤肾，思胜恐；寒伤血，燥胜寒；咸伤血，甘胜咸。

五气更立[⑤]，各有所先，非其位则邪，当其位则正。帝曰：病生之变何如？岐伯曰：气相得则微，不相得则甚。

【注释】

①坚：凝结，坚硬。

②凛：寒冷严厉。

③口：原味缺失。

④凝冽：冰冷。

⑤五气更立：五运之气相互交替。

帝曰：主岁[①]何如？岐伯曰：气有余，则制己所胜[②]而侮所不胜[③]；其不

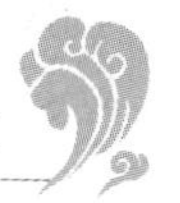

及，则己所不胜侮[4]而乘[5]之，己所胜轻而侮之；侮反受邪，侮而受邪，寡[6]于畏也，帝曰：善。

【注释】

①主岁：五行之气各主一岁。主一岁之运气为主岁。

②己所胜：受制于我者。

③所不胜：克制我者。

④侮：欺侮。

⑤乘：趁隙。

⑥寡：单薄，缺少。

［编者按］本篇内容，包括天文、地理、气候等学说，是以阴阳五行，五运六气来演绎说明的。同时还叙述了五运学说，是古人从观察自然界五种不同气色而创始，并阐明了五运的基本规律。所谓“五运”，实际即是五行之气，因其在不停地变化和运行，故称作“五运”。

论中所述之天干甲子，在运气学说中非常重要，虽是一种假设的分类方法，但其内涵甚广，必须熟记，且当灵活运用；大气的变化，即是五运六气之变化，是宇宙万物变化之根本。地居人之下，太虚之中，其周围大气之变化，直接影响着地面上的一切事物，人为万物之一，其健康或疾病，无不受到五运六气变化之影响。

六微旨大论

黄帝问曰：呜呼远哉！天之道也，如迎浮云，若视深渊，视深渊尚可测，迎浮云莫知其极。夫子数言，谨奉天道，余闻而藏之，心私异之，不知其所谓也，愿夫子溢志尽言其事，令终不灭，久而不绝，天之道可得闻乎？岐伯稽首再拜对曰：明乎哉问，天之道也，此因天之序，盛衰之时也。

帝曰：愿闻天道六六之节，盛衰何也？岐伯曰：上下有位，左右有纪，故少阳之右，阳明治之；阳明之右，太阳治之；太阳之右，厥阴治之；厥阴之右，少阴治之；少阴之右，太阴治之；太阴之右，少阳治之。此所谓气之标[①]，盖南面而待也。故曰：因天之序，盛衰之时，移光定位[②]，正立而待，此之谓也。少阳之上，火气治之，中见厥阴[③]；阳明之上，燥气治之，中见太阴；太阳之上，寒气治之，中见少阴；厥阴之上，风气治之，中见少阳；少阴之上，热气治之，中见太阳；太阴之上，湿气治之，中见阳明。所谓本也，本之下，中之见也，见之下，气之标也。本标不同，气应异象[④]。

【注释】

①气之标：气，指六气，标，六气之标杆，及三阴、三阳。

②移光定位，正立而待之：古代测天以定节气的方法，起初，是树立一根木杆以观察日影，后来改进为一种圭表来测日影。

③中见厥阴：中，中气也。三阴、三阳互为表里，表里之间有气相通，相通之气，谓之中气，也即表里互见之气。少阳为厥阴之表，厥阴为少阳之里，故少阳中见厥阴。

④象：病之形状。

帝曰：其有至而至[①]，有至而不至，有至而太过[②]，何也？岐伯曰：至而至者和；至而不至，来气不及也；未至而至，来气有余也。

帝曰：至而不至，未至而至，如何？岐伯曰：应则顺，否则逆，逆则变生，变生则病。帝曰：善。请言其应。岐伯曰：物，生其应也；气，脉其应也。帝曰：善。

【注释】

①至而至：前一个至，指节令，后一个至，指六气。六气与时令一致，谓“至而至”。

②至而太过：时令未至而气先至。

愿闻地理之应六节气位[①]何如？岐伯曰：显明[②]之右，君火之位也；君火之右，退行一步[③]，相火治之；复行一步，土气治之；复行一步，金气治之；复行一步，水气治之；复行一步，木气治之；复行一步，君火治之。相火之下，水气承之；水位之下，土气承之；土位之下，风气承[④]之；风位之下，金气承之；金位之下，火气承之；君火之下，阴精承之。帝曰：何也？岐伯曰：亢则害，承乃制，制则生化，外列盛衰[⑤]，害则败乱，生化大病。

【注释】

①地理之应六节气位：即应地之气，也是主时之六气，年年如此不变。

②显明：日出之处，卯正之位。

③退行一步：退，退(倒)于君火之右；一步，六十日零八十七刻半为一步。

④承：承袭。

⑤外列盛衰：外列，主岁之气列于外，而有盛有衰。

帝曰：盛衰何如？岐伯曰：非其位[①]则邪，当其位则正，邪则变甚，正则微。

帝曰：何谓当位？岐伯曰：木运临卯，火运临午，土运临四季[②]，金运临酉，水运临子，所谓岁会[③]，气之平[④]也。

帝曰：非位何如？岐伯曰：岁不与会也。

【注释】

①位：十二地支分布于地平之位置。

②四季：指辰戌丑未四个方位。

③岁会：指天干、地支属性相同，又相会于同属性的各自方位者。如木运临卯，即丁卯在东方，乃属岁会。

④气之平：平气。

帝曰：土运之岁，上见太阴；火运之岁，上见少阳、少阴；金运之岁，上见阳明；木运之岁，上见厥阴；水运之岁，上见太阳，奈何？岐伯曰：天之与会[①]也，故《天元册》曰：天符。帝曰：天符、岁会何如？岐伯曰：太乙天符[②]之会也。帝曰：其贵贱何如？岐伯曰：天符为执法[③]，岁会为行令[④]，太乙天符为贵人[⑤]。帝曰：邪之中也奈何？岐伯曰：中执法者，其病速而危；中行令者，其病徐而持；中贵人者，其病暴而死。帝曰：位之易也何如？岐伯曰：君位臣则顺，臣位君则逆，逆则其病近，其害速；顺则其病远，其害微；所谓二火也。

【注释】

①天之与会：司天之气，与中运相会合。

②太乙天符：即《天运纪大论》所述之“三合”。

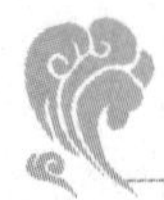

③执法：即执政，其位在上。

④行令：执行命令，其位在下。

⑤贵人：君主之位，统御上下。

帝曰：善。愿闻其步何如？岐伯曰：所谓步者，六十度而有奇[①]，故二十四步积盈百刻而成日[②]也。

帝曰：六气应五行之变何如？岐伯曰：位[③]有终始，气有初中[④]，上下[⑤]不同，求之亦异也。

帝曰：求之奈何？岐伯曰：天气始于甲，地气始于子，子甲相合，命曰岁立[⑥]，谨候其时，气可与期[⑦]。

【注释】

①六十度而有奇：度，日也；六十度而有奇，即六十日零八十七刻半。一年三百六十五有四分之一天，六十日零八十七刻半为一步，则一年分为六步，也即六个时间段。

②积盈百刻而成日：盈，满也，为零点二十五度。古人以太阳绕地球一周为一周天，为一日，又把一日分为一百刻。

③位：言主时之定位。

④气有初中：主时之气，分为初气和中气两部分。

⑤上下：上，指天干，下，指地支。

⑥命曰岁立：天干、地支相合，六十年之岁气即立。

⑦期：推求也。

帝曰：愿闻其岁，六气始终，早晏何如？岐伯曰：明乎哉问也。甲子之岁，初之气，天数始于水下一刻[①]，终于八十七刻半；二之气，始于八十七刻六分，终于七十五刻；三之气，始于七十六刻，终于六十二刻半；四之气，始于六十二刻六分，终于五十刻；五之气，始于五十一刻，终于三十七刻半；六之气，始于三十七刻六分，终于二十五刻。所谓初六，天之数[②]也。乙丑岁，初之气，天数始于二十六刻，终于一十二刻半；二之气，始于一十二刻六分，终于水下百刻；三之气，始于一刻，终于八十七刻半；四之气，始于八十七刻六分，终于七十五刻；五之气，始于七十六刻，终于六十二刻半；

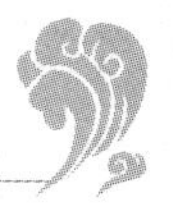

六之气，始于六十二刻六分，终于五十刻。所谓六二，天之数也。丙寅之岁，初之气，天数始于五十一刻，终于三十七刻半；二之气，始于三十七刻六分，终于二十五刻；三之气，始于二十六刻，终于一十二刻半；四之气，始于一十二刻六分，终于水下百刻；五之气，始于一刻，终于八十七刻半；六之气，始于八十七刻六分，终于七十五刻。所谓六三，天之数也。丁卯岁，初之气，天数始于七十六刻，终于六十二刻半；二之气，始于六十二刻六分，终于五十刻；三之气，始于五十一刻，终于三十七刻半；四之气，始于三十七刻六分，终于二十五刻；五之气，始于二十六刻，终于一十二刻半；六之气，始于一十二刻六分，终于水下百刻。所谓六四，天之数也。次[③]戊辰岁，初之气，复始于一刻，常如是无已，周而复始。

帝曰：愿闻其岁候何如？岐伯曰：悉乎哉问也！日行[④]一周，天气始于一刻；日行再周，天气始于二十六刻；日行三周，天气始于五十一刻；日行四周，天气始于七十六刻；日行五周，天气复始于一刻。所谓一纪[⑤]也。是故寅、午、戌岁气会同，卯、未、亥岁气会同，辰、申、子岁气会同，巳、酉、丑岁气会同[⑥]，终而复始。

【注释】

①水下一刻：古代计时无钟表，而是用铜壶作计时器。即在壶中贮水，在壶上钻一小孔，壶面刻有一百〇一条横纹作为度数，在水自然流出后，看壶面上度数，来计算时间。壶面上的一百〇一条横线，每一格为一刻，水平面低于第一条横线，为水下一刻。

②初六，天之数：一年分为六步（即六气）从甲子年开始六气周流循行，为第一周，称作初六；天，指天之六气，熟，指六气始终的刻分数。

③次：六气始终刻分早晏的一个周期是四年，第五年是下一个周期的开始，故曰“次”。

④日行：日行，即太阳视运动。日行一周，即太阳在天体轨道（黄道）上循行一周，也即一年。古人以甲子作开头，故日行一周是甲子年，若日行二周则为乙丑年。

⑤一纪：纪，是标志，一纪，是标志一个循环期，这里的一纪，是

指四年。五运则以五年为一纪，六气则以六年为一纪，五运与六气相合则三十年为一纪。

⑥岁气会同：岁气，指一年中六气始终的刻分数。会同，即复归，相同。

帝曰：愿闻其用[①]也。岐伯曰：言天者求之本[②]，言地者求之位[③]，言人者求之气交[④]。

帝曰：何谓气交？岐伯曰：上下之位，气交之中，人之居也。故曰：天枢[⑤]之上，天气主之，天枢之下，地气主之，气交之分，人气从之，万物由之，此之谓也。

帝曰：何谓初中？岐伯曰：初凡三十度而有奇[⑥]，中气同法。

帝曰：初中何也？岐伯曰：所以分天地也。

帝曰：愿卒闻之。岐伯曰：初者地气也，中者天气也。

【注释】

①用：指六气之作用。六气之作用即变化动静升降出入。

②本：指“六元”，即风、寒、暑、湿、燥、火。

③位：属于地之六步，即木、火、土、金、水、火主时之六位。

④气交：天气、地气交互之处，即人之所居处。

⑤天枢：枢，枢纽、枢机。天枢，即阴阳升降之交点处，所谓气交之分是也。

⑥三十度而有奇：一步六十度有奇，初气和中气各占一步之一半，故曰“三十度有奇”。

帝曰：其升降何如？岐伯曰：气之升降，天地之更用[①]也。

帝曰：愿闻其用何如？岐伯曰：升已而降，降者谓天，降已而升，升者谓地。天气下降，气流于地；地气升上，气腾于天。故高下相召[②]，升降相因[③]，而变作矣。

帝曰：善。寒湿相遘[④]，燥热相临，风火相值，其有间乎？岐伯曰：气有胜复，胜复之作，有德有化[⑤]，有用有变[⑥]，变则邪气居之。

帝曰：何谓邪乎？岐伯曰：夫物之生，从于化，物之极[⑦]，由乎变，变化之相薄，成败之所由也。故气有往复，用有迟速，四者之有，而化而变，风之来也。

帝曰：迟速往复[8]，风所由生，而化而变，故因盛衰之变耳。成败倚伏[9]游乎中，何也？岐伯曰：成败倚伏，生乎动，动而不已，则变作矣。

帝曰：有期[10]乎？岐伯曰：不生不化，静之期也。

帝曰：不生化乎？岐伯曰：出入废，则神机化灭，升降息，则气立孤危。故非出入，则无以生长壮老已，非升降，则无以生长化收藏。是以升降出入，无器不有。故器者，生化之宇，器散则分之，生化息矣。故无不出入，无不升降，化有大小，期有近远，四者之有，而贵常守，反常则灾害至矣。故曰：无形无患，此之谓也。帝曰：善。

有不生不化乎？岐伯曰：悉乎哉问也。与道合同，惟真人也。帝曰：善。

【注释】

①更用：相互为用。

②相召：相互吸引。

③相因：互为因果。

④相遘：皆为相遇，相合之意。下文中的“相临”“相值”皆同此义。

⑤有德有化：德，特性，化，生息。

⑥有用有变：用，作用，变，变异。

⑦极：衰颓败坏，发展到末了阶段。

⑧往复：向前为往，退后为复。

⑨倚伏：相因为倚，隐藏为伏。

⑩期：时候。

［编者按］本篇承接《六节脏象论》，主要论述六气之大纲，说明天道六六之节，上应天气，下应地理，主岁主时，加临六气之种种变化。

六气学说并不神秘，它是根据天体运动的规律而创始的，六气之间，具有标本中气的相互关系；天体变化有盛有衰，气候变化有“至而至、至而不至、至而太过”之不同；天地间之万物，与之息息相关，其他万物，主要表现于生化方面，而人体，则表现在气色和脉象方面。

本篇还指出六气具有互相承制之作用，又说明了岁会，天符和太乙天符，指出自然界是一个运动不息的多变的世界，如果六气的升降出入运动一旦停止，那么，万物以及人类的生化之机就会死灭。

气交变大论

黄帝问曰：五运更[①]治，上应天期，阴阳往复，寒暑迎随，真[②]邪相薄，内外分离，六经波荡，五气倾移，太过不及，专胜兼并[③]，愿言其始，而有常名，可得闻乎？岐伯稽首再拜对曰：昭乎哉问也，是明道也。此上帝所贵，先师传之，臣虽不敏，往闻其旨。

帝曰：余闻得其人不教，是谓失道，传非其人，慢泄天宝。余诚菲德，未足以受至道，然而众子哀其不终，愿夫子保于无穷，流于无极，余司其事，则而行之，奈何？岐伯曰：请随言之也。《上经》[④]曰：夫道者，上知天文，下知地理，中知人事，可以长久，此之谓也。

帝曰：何谓也？岐伯曰：本气位也。位天者，天文也。位地者，地理也。通于人气[⑤]之变化者，人事也。故太过者先天，不及者后天，所谓治化，而人应之[⑥]也。

【注释】

①更：交替。

②真：正气。

③专胜兼并：一气独盛为专胜，二气相兼为兼并。

④《上经》：古书名。

⑤通于人气：五运之气居于中，司人气之变化，故曰通与人气。

⑥所谓治化，而人应之：治化，指六气之变化，六气变化会影响至五运，在人则六腑病变影响与五脏，故曰：人应之。

帝曰：五运之化，太过何如？岐伯曰：岁木太过，风气流行，脾土受邪。民病飧泄，食减，体重，烦怨，肠鸣，腹支满，上应岁星[①]。甚则忽忽善怒，眩冒巅疾，化气不政，生气独治[②]，云物飞动，草木不宁。甚而摇落，反胁痛而吐甚，冲阳[③]绝者，死不治。上应太白星[④]。

【注释】

①岁星：木星。

②化气不政，生气独治：土气衰弱，木气强盛。

③冲阳：胃脉，在足跗上，第 2 与第 3 跖骨之间。

④太白星：金星。

岁火太过，炎暑流行，肺金受邪，民病疟，少气，咳喘，血溢，血泄，注下，嗌燥，耳聋，中热，肩背热。上应荧惑星[①]。甚则胸中痛，胁支满，胁痛，膺背肩胛间痛，两臂内痛，身热，骨[②]痛，而为浸淫。收气不行，长气独明，雨冰[③]霜寒，上应辰星[④]。上临少阴少阳[⑤]，火燔焫，冰泉涸，物焦槁，病反谵妄狂越，咳喘息鸣，下甚，血溢泄不已，太渊[⑥]绝者，死不治。上应荧惑星。

【注释】

①荧惑星：即火星。

②骨：为“肤”字之误。

③冰：作“水”字。

④辰星：即水星。

⑤上临少阴少阳：上临，指司天之气。上临少阴、少阳，则是司天为君火、相火，火运太过为戊年，气与运皆火则其热必甚。

⑥太渊：肺脉穴位，在腕后内侧横纹头，当寸口处。

岁土太过，雨湿流行，肾水受邪。民病腹痛，清厥[①]，意不乐，体重，烦怨，上应镇星[②]。甚则肌肉痿，足痿不收，行善瘛[③]，脚下痛，饮发中满，食减，四肢不举。变生得位[④]，藏气伏，化气独治之；泉涌河衍，涸泽生鱼，风雨大至，土崩溃，鳞见于陆，病腹满，溏泄，肠鸣，反下甚。太谿[⑤]绝者，死不治。上应岁星。

【注释】

①清厥：四肢逆冷。

②镇星：土星。

③瘛：抽掣拘挛。

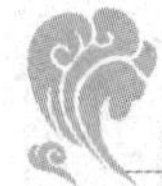

④变生得位：变而生病，在土旺之时。

⑤太谿：肾脉之穴，在内踝后侧，跟骨之上。

岁金太过，燥气流行，肝木受邪。民病两胁下少腹痛，目赤痛，眦疡，耳无所闻。肃杀[①]而甚，则体重，烦冤，胸痛引背，两胁满，且痛引少腹，上应太白星。甚则咳喘，逆气，肩背痛，尻、阴、股、膝、髀、腨、䯒、足皆病，上应荧惑星。收气峻，生气下，草木敛，苍干凋陨，病反暴痛，胠胁不可反侧，咳逆甚而血溢，太冲[②]绝者，死不治，上应太白星。

【注释】

①肃杀：燥金之气，俱杀戮之性，故曰肃杀。

②太冲：肝脉穴位，在足背第1、2跖骨间。

岁水太过，寒气流行，邪害心火。民病身热烦心，躁悸，阴厥[①]，上下中寒，谵妄心痛，寒气早至，上应辰星。甚则腹大胫肿，喘咳，寝汗出，憎风，大雨至，埃雾朦郁，上应镇星。上临太阳，则雨冰雪霜不时降，湿气变物，病反腹满肠鸣，溏泄、食不化，渴而妄冒，神门[②]绝者，死不治。上应荧惑星、辰星。

【注释】

①阴厥：阳虚寒盛，谓之阴厥。

②神门：心脉穴位，在腕后尺侧锐骨之端。

帝曰：善。其不及奈何？岐伯曰：悉乎哉问也。岁木不及，燥乃大行，生气失应，草木晚荣，肃杀而甚，则刚木辟着[①]，悉[②]萎苍干，上应太白星。民病中清[③]，胠胁痛，少腹痛，肠鸣，溏泄，凉雨时至，上应太白、岁星，其谷苍[④]。上临阳明，生气失政，草木再荣[⑤]，化气乃急，上应太白、镇星。其主苍早[⑥]。复[⑦]则炎暑流火，湿性燥，柔脆，草木焦槁，下体再生[⑧]，华实齐化[⑨]。病寒热疮疡、疿疹痈痤，上应荧惑、太白。其谷白坚[⑩]。白露早降，收杀气行，寒雨害物，虫食甘黄，脾土受邪，赤气后化，心气晚治。上胜肺金，白气乃屈，其谷不成，咳而鼽，上应荧惑、太白星。

【注释】

①刚木辟着：刚木，硕大健壮之树木；辟，刑害；着，受也。

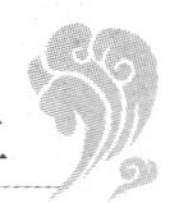

②悉：应作“柔”。

③中清：中气虚寒。

④其谷苍：谷，五谷；苍，青色，即未成熟者。

⑤草木再荣：入春金气抑木，故至夏秋始才得荣。

⑥苍早：草木苍老，很早即凋谢。

⑦复：子报母仇，谓之复。

⑧下体再生：从根部重新生长。

⑨华实齐化：开花与结果同时出现。

⑩白坚：秀而不实。

岁火不及，寒乃大行，长政不岁用，物荣而下[①]。凝惨[②]而甚，则阳气不化，乃折荣美[③]，上应辰星。民病胸中痛，胁支满，两胁痛，膺、背、肩胛间及两臂内痛，郁冒朦昧，心痛，暴喑，胸腹大，胁下及腰背相引而痛。甚则屈不能伸，髋髀如别[④]，上应荧惑、辰星，其谷丹。复则埃郁，大雨且至，黑气乃辱，病鹜溏，腹满，食饮不下，寒中，肠鸣泄注，腹痛，暴挛痿痹，足不任身。上应镇星、辰星，玄谷不成。

【注释】

①物荣而下：物荣，谓植物生长欣欣向荣；而下，植物长势向下消亡。全句谓生气消沉。

②凝惨：严寒而致凝滞萧条。

③荣美：繁荣茂盛。

④髋髀如别：别，分离。臀股如同撕裂，不能自如活动。

岁土不及，风乃大行，化气不令，草木茂荣。飘扬[①]而甚，秀而不实，上应岁星。民病飧泄，霍乱，体重，腹痛，筋骨繇复[②]，肌肉瞤酸，善怒，藏气举事，蛰虫早附，咸病寒中，上应岁星镇星，其谷黅。复则收政严峻，名木苍凋，胸胁暴痛，下引少腹，善太息，虫食甘黄，气客于脾，黅谷乃减，民食少失味，苍谷乃损，上应太白岁星。上临厥阴，流水不冰，蛰虫来见，藏气不用，白乃不复，上应岁星，民乃康。

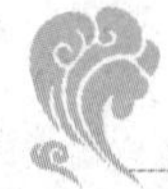

【注释】

①飘扬：大风之象。

②繇复：摇动不定。

岁金不及，炎火乃行，生气乃用，长气专胜，庶物以茂，燥烁以行，上应荧惑星。民病肩背瞀重，鼽嚏，血便注下，收气乃后，上应太白、荧惑星，其谷坚芒[①]。复则寒雨暴至，乃零[②]冰雹霜雪杀物，阴厥且格，阳反上行，头脑户[③]痛，延及囟顶[④]，发热，上应辰星、荧惑，丹谷不成，民病口疮，甚则心痛。

【注释】

①坚芒：白色谷。

②零：下降零落。

③脑户：督脉穴名，在脑后风府与强间二穴之间。

④囟顶：即头顶。

岁水不及，湿乃大行，长气反用，气化乃速，暑雨数至，上应镇星。民病腹满，身重，濡泄，寒疡流水[①]，腰股痛发，腘、腨、股、膝不便，烦惋，足痿，清厥，脚下痛。甚则跗肿，藏气不政，肾气不衡[②]，上应镇星、辰星，其谷秬[③]。上临太阴，则大寒数举，蛰虫早藏，地积坚冰，阳光不治，民病寒疾于下，甚则腹满，浮肿，上应镇星，其主黅谷。复则大风暴发，草偃木零，生长不鲜，面色时变，筋骨并辟[④]，肉瞤瘛，目视䀮䀮，物疏璺[⑤]，肌肉胗[⑥]发，气并膈中，痛于心腹，黄气乃损，其谷不登，上应岁星。

【注释】

①寒疡流水：阴寒盛而不红不肿不热的阴性疮疡谓寒疡；流水即清稀脓液。

②肾气不衡：肾虚。

③秬：黑色谷物。

④筋骨并辟：筋骨拘急疼痛，运动不利。

⑤疏璺：分裂。

⑥胗：疮疹也。

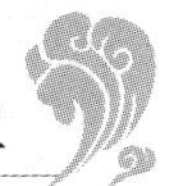

帝曰：善。愿闻其时也？岐伯曰：悉哉问也。木不及，春有鸣条律畅之化[①]，则秋有雾露清凉之政[②]；春有惨凄残贼之胜[③]，则夏有炎暑燔烁之复[④]。其眚[⑤]东，其藏肝，其病内舍胠胁，外在关节。火不及，夏有炳明光显之化，则冬有严肃霜寒之政；夏有惨凄凝冽之胜，则不时有埃昏大雨之复。其眚南，其藏心，其病内舍膺胁，外在经络。土不及，四维有埃云润泽之化，则春有鸣条鼓拆之政；四维[⑥]发振拉飘腾[⑦]之变，则秋有肃杀霖霪[⑧]之复。其眚四维，其藏脾，其病内舍心腹，外在肌肉四肢。金不及，夏有光显郁蒸之令，则冬有严凝整肃之应；夏有炎烁燔燎之变，则秋有冰雹霜雪之复。其眚西，其藏肺，其病内舍膺胁肩背，外在皮毛。水不及，四维有湍润埃云之化，则不时有和风生发之应；四维发埃昏骤注之变，则不时有飘荡振拉之复。其眚北，其藏肾，其病内舍腰脊骨髓，外在谿谷踹膝。夫五运之政，犹权衡也。高者抑之，下者举之，化者应之，变者复之，此生长化收藏之理，气之常也。失常则天地四塞矣。故曰：天地之动静，神明为之纪，阴阳之往复，寒暑彰其兆，此之谓也。

【注释】

①鸣条律畅之化：鸣条律畅，树木枝条在风中舒畅地飘动；之化，春季正常的时令。

②雾露清凉之政：秋季其正常之时令。

③惨凄残贼之胜：春季不正常的气候。

④炎暑燔烁之复：夏令亢盛的复仇之气。

⑤眚：病。

⑥四维：四维意思有四：一指方隅，东北、东南、西北、西南；二指人体四肢；三指时令，辰、戌、丑、未四个月。这里是指时令。

⑦振拉飘腾：狂风飚飓之象。

⑧霖霪：久雨不止。

帝曰：夫子之言五气之变，四时之应，可谓悉矣，夫气之动乱，触遇而作，发无常会，卒然灾合，何以期之？岐伯曰：夫气之动变，固不常在，而德化政令灾变，不同其候也。

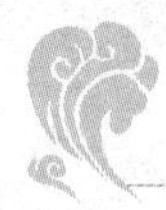

帝曰：何谓也？岐伯曰：东方生风，风生木，其德敷和，其化生荣，其政舒启[①]，其令风，其变振发，其灾散落。南方生热，热生火，其德彰显，其化蕃茂，其政明耀，其令热，其变销铄，其灾燔焫[②]。中央生湿，湿生土，其德溽蒸，其化丰备，其政安静，其令湿，其变骤注，其灾霖溃[③]。西方生燥，燥生金，其德清洁，其化紧敛，其政劲切，其令燥，其变肃杀，其灾苍陨。北方生寒，寒生水，其德凄沧，其化清谧，其政凝肃，其令寒，其变凛洌，其灾冰雪霜雹。是以察其动也，有德有化，有政有令，有变有灾，而物由之，而人应之也。

【注释】

①舒启：舒展，开启。

②燔焫：燃烧。

③霖溃：久雨不止，堤崩坝溃。

帝曰：夫子之言，岁候不及其太过[①]，而上应五星，今夫德化政令，灾眚变易，非常而有也，卒然而动，其亦为之变乎？岐伯曰：承天而行之，故无妄动，无不应也。卒然而动者，气之交变也，其不应焉。故曰：应常不应卒[②]，此之谓也。

帝曰：其应奈何？岐伯曰：各从其气化也。

帝曰：其行之徐疾逆顺何如？岐伯曰：以道留久，逆守而小，是谓省下[③]；以道而去，去而速来，曲而过之，是谓省遗过[④]也；久留而环，或离或附，是谓议灾与其德也；应近则小，应远则大，芒而大，倍常之一，其化甚，大常之二，其眚即也；小常之一，其化减，小常之二，是谓临视，省下之过与其德也。德者福之，过者伐之，是以象之见也，高而远则小，下而远则大，故大则喜怒迩，小则祸福远。岁运太过，则运星北越，运气相得，则各行以道。故岁运太过，畏星[⑤]失色而兼其母[⑥]，不及则色兼其所不胜。肖者瞿瞿[⑦]，莫知其妙，闵闵[⑧]之当，孰者为良，妄行无证，示畏侯王。

帝曰：其灾应何如？岐伯曰：亦各从其化也。故时至有盛衰，凌犯有逆顺，留守有多少，形见有善恶，宿属有胜负，征应有吉凶矣。

帝曰：其善恶何谓也？岐伯曰：有喜有怒，有忧有丧，有泽有燥，此象之常也，必谨察之。

帝曰：六者高下异乎？岐伯曰：象见高下，其应一也，故人亦应之。

【注释】

①岁候不及其太过：此句文法应是：其岁候不及太过。

②应常不应卒：常，是规律，卒，是突变。

③省下：省察地面上的所有。

④省遗过：省察不周，而遗过失。

⑤畏星：被克者谓畏星，如木盛，则土星为畏星。

⑥其母：畏星之母，如火星即土星之母。

⑦瞿瞿：忧虑貌。

⑧闵闵：茫然无见。

帝曰：善。其德化政令之动静损益者何如？岐伯曰：夫德化政令灾变不能相加[①]也，胜复盛衰不能相多也，往来大小不能相过也，用之升降不能相无也，各从其动而复之耳。

帝曰：其病生何如？岐伯曰：德化者，气之祥，政令者，气之章，变异者，复之纪，灾生者，伤之始。气相胜者和，不相胜者病，重感于邪则甚也。

帝曰：善。所谓精光之论，大圣之业，宣明大道，通于无穷，究于无极也。余闻之，善言天者，必应于人；善言古者，必验于今；善言气者，必彰于物；善言应者，同天地之化；善言化言变者，通神明之理。非夫子孰能言至道欤！乃择良兆而藏之灵室，每旦读之，命曰：气交变。非斋戒不敢发，慎传也。

【注释】

①不能相加：言有一定之规律，不可违反。下文相多、相过、相无皆同此义。

［编者按］本篇主要论述阴阳五运之气的太过不及，对造成自然万物的灾害和影响人体发病之关系。天地运气在运动中，有太过，有不及，太过和不及，在天候、地候、物候等方面，会有种种不同的征象和表现，都会对万物和人类造成不良影响。所以，注意观察运气的变化，随时调整与提高人体的抵抗能力和适应能力，则会避免和减少疾病的发生。

五常政大论

黄帝问曰：太虚寥廓，五运回薄[①]，衰盛不同，损益[②]相从，愿闻平气[③]何如而名？何如而纪[④]也？岐伯对曰：昭乎哉问也。木曰敷和[⑤]，火曰升明[⑥]，土曰备化[⑦]，金曰审平[⑧]，水曰静顺[⑨]。

【注释】

①回薄：回，循环；薄，迫切。即循环不息。

②损益：损，即衰；益，即盛。

③平气：不衰不盛。

④纪：年份之标记。

⑤敷和：敷，散布；和，温和。即散布温和之气。

⑥升明：火的正常生化，光明升上。

⑦备化：土的正常生化，具备生化万物作用。

⑧审平：审，审察；平，平和。金气主杀伐，金和则审查而行其清宁，故曰：审平。

⑨静顺：安静柔顺。

帝曰：其不及奈何？岐伯曰：木曰委和[①]，火曰伏明[②]，土曰卑监[③]，金曰从革[④]，水曰涸流[⑤]。帝曰：太过何谓？岐伯曰：木曰发生[⑥]，火曰赫曦[⑦]，土曰敦阜[⑧]，金曰坚成[⑨]，水曰流衍[⑩]。

【注释】

①委和：无阳和之气，萎靡不振。

②伏明：少温暖之气，黯淡无光。

③卑监：无生化之气，痿弱无力。

④从革：无坚硬之气，随遇而变。

⑤涸流：无封藏之气，干枯焦燥。

⑥发生：过早发生温和之气。

⑦赫曦：强烈的火热之气。

⑧敦阜：浓厚淤滞之气。

⑨坚成：强硬克剥之气。

⑩流衍：满溢流荡之气。

帝曰：三气[①]之纪，愿闻其候。岐伯曰：悉乎哉问也。敷和之纪，木德周行[②]，阳舒阴布[③]，五化[④]宣平[⑤]，其气端[⑥]，其性随[⑦]，其用曲直[⑧]，其化生荣，其类草木，其政发散，其候温和，其令风，其藏肝，肝其畏清，其主目，其谷麻，其果李，其实核，其应春，其虫毛，其畜犬，其色苍，其养筋，其病里急支满，其味酸，其音角，其物中坚，其数八。

【注释】

①三气：指平气、不及之气和太过之气。

②周行：布达于四方及上下，无处不到。

③阳舒阴布：阴阳和合。

④五化：五行之气化。五行在相生相克中不断地和平发展。

⑤宣平：宣，布散；平，平和之气。

⑥端：正直，端正。

⑦其性随：柔和随变。

⑧曲直：草木正常的生长状态。

升明之纪，正阳[①]而治，德施周普，五化均衡，其气高[②]，其性速，其用燔灼，其化蕃茂，其类火，其政明曜[③]，其候炎暑，其令热，其藏心，心其畏寒，其主舌，其谷麦，其果杏，其实络，其应夏，其虫羽，其畜马，其色赤，其养血，其病瞤瘛[④]，其味苦，其音徵，其物脉，其数七。

【注释】

①正阳：火主南方，当时当位，谓之正阳。

②高：升上。

③明曜：光亮。

④瞤瘛：身体抽搐掣动。

备化之纪，气协天休[①]，德流四政[②]，五化齐修[③]，其气平，其性顺，其用高下[④]，其化丰满，其类土，其政安静，其候溽蒸[⑤]，其令温，其藏脾，脾其畏风，其主口，其谷稷，其果枣，其实肉，其应长夏，其虫倮，其畜牛，其色黄，其养肉，其病否[⑥]，其味甘，其音宫，其物肤[⑦]，其数五。

【注释】

①气协天休：协，协调融洽；修，赞美词。

②四政：四方之政。

③齐修：完善、完美。

④高下：上下随和。

⑤溽蒸：湿热蒸发。

⑥否：音痞，窒塞不通。

⑦肤：丰裕。

审平之纪，收而不争[①]，杀而无犯[②]，五化宣明，其气洁，其性刚，其用散落[③]，其化坚敛，其类金，其政劲肃，其候清切[④]，其令燥，其藏肺，肺其畏热，其主鼻，其谷稻，其果桃，其实壳，其应秋，其虫介，其畜鸡，其色白，其养皮毛，其病咳，其味辛，其音商，其物外坚，其数九。

【注释】

①争：剥夺。

②犯：残害。

③散落：成熟脱落。

④清切：清凉冷肃。

静顺之纪，藏而无害，治而善下，五化咸整，其气明，其性下，其用沃衍[①]，其化凝坚[②]，其类水，其政流演[③]，其候凝肃，其令寒，其藏肾，肾其畏湿，其主二阴，其谷豆，其果栗，其实濡，其应冬，其虫鳞，其畜彘[④]，其色黑，其养骨髓，其病厥，其味咸，其音羽，其物濡，其数六。

【注释】

①沃衍：沃，灌溉，浇灌；衍，满溢。

②凝坚：凝固而坚硬。

③流演：演，长流貌。井泉不竭，长流不息。

④彘：即猪。

故生而勿杀，长而勿罚，化而勿制，收而勿害，藏而勿抑，是谓平气。

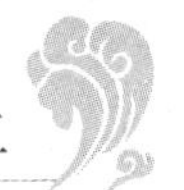

委和之纪，是谓胜生[①]，生气不政，化气乃扬，长气自平，收令乃早，凉雨时降，风云并兴，草木晚荣，苍干凋落，物秀而实，肤肉内充。其气敛，其用聚，其动緛戾拘缓[②]，其发惊骇，其藏肝，其果枣李，其实核壳，其谷稷稻，气味酸辛，其色白苍，其畜犬鸡，其虫毛介，其主雾露凄沧，其声角商，其病摇动注恐，从金化也。少角[③]与判商[④]同。上角[⑤]与正角同。上商与正商同。其病支废，痈肿疮疡，其甘虫[⑥]，邪伤肝也。上宫与正宫同。萧飔肃杀[⑦]。则炎赫沸腾。眚于三[⑧]。所谓复[⑨]也，其主飞蠹蛆雉，乃为雷霆。

【注释】

①胜生：木主春生之气，木弱，则金克土侮，生气反受抑制，故谓胜生。

②緛戾拘缓：緛，短缩；戾，扭曲；拘，挛急；缓，纵弛不收。皆厥阴肝木不及，筋脉之病。

③少角：木不及之称谓。角、徵、宫、商、羽，古之五音，运气学用以代表五运，五运有平气、太过、不及之分，平气称作“正”，太过称作“太”，不及称作“少”。少角即木运不及。后论五运凡曰正、太、少者，皆同此义。

④判商：判，一半也；判商即少商。木运不及，金气来克，木气半从金化，故少角同于判商。

⑤上角：指厥阴而言，厥阴司天在上，故称“上角”。

⑥甘虫：甘属土，易生虫，木不及则土来侮，故曰甘虫。

⑦萧飔肃杀：木不及，金乘之，金性肃杀，故见此象。

⑧三：指东方震宫。

⑨复：报复。木不及，金乘之，木之子火，起而克金，以复其仇。

伏明之纪，是谓胜长[①]。长气不宣[②]，藏气反布[③]，收气自政[④]，化令乃衡[⑤]，寒清数举，暑令乃薄，承化[⑥]物生，生而不长，成实而稚，遇化已老，阳气屈伏，蛰虫早藏。其气郁，其用薄，其动彰伏[⑦]变易，其发痛，其藏心，其果栗桃，其实络濡，其谷豆稻，其味苦咸，其色玄丹，其畜马彘，其虫羽鳞，其主冰雪霜寒，其声徵羽，其病昏惑悲忘，从水化也。少徵与少羽同。邪伤心也，凝惨凛冽，则暴雨霖霪，眚于九，其主骤注，雷霆震惊，沉阴淫雨[⑧]。

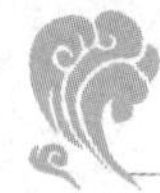

【注释】

①胜长：火主生长，火不及，水来克伐，故谓胜长。

②宣：宣发，发扬。

③布：布散。

④自政：自行政令。火不及则金无制，则自行发号施令。

⑤衡：平定而无生化之力。

⑥承化：万物秉承土之化气而生。

⑦彰伏：彰，表露于外；伏，藏伏于内。

⑧沉阴淫雨：久雨不止，此复气之象。

卑监之纪，是谓减化[1]。化气不令，生政独彰，长气整[2]，雨乃愆[3]，收气平，风寒并兴，草木荣美，秀而不实，成而秕[4]也。其气散，其用静定[5]，其动疡涌[6]，分溃[7]痈肿。其发濡滞[8]，其藏脾，其果李栗，其实肉核，其谷豆麻，其味酸甘，其色苍黄，其畜牛犬，其虫倮毛，其主飘怒[9]振发[10]，其声宫角，其病留满否塞，从木化也。

【注释】

①减化：化气减弱。长夏属土，卑监是土运不及，土不及而木来克，水来侮，故其化气减弱。

②长气整：火气盛旺如常。

③雨乃愆：愆，错误，过期。雨水过期不至。

④秕：糠秕，谷物秀而不实。

⑤静定：土性本静，定则了无生机。

⑥涌：脓汁涌流。

⑦分溃：破裂，溃烂。

⑧濡滞：凝滞不行。

⑨飘怒：风势凶猛。

⑩振发：破坏，摧折。

少宫与少角同。上宫与正宫同。上角与正角同。其病飧泄，邪伤脾也。振拉[1]飘扬，则苍干散落，其眚四维，其主败折虎狼[2]，清气乃用，生政乃辱[3]。

【注释】

①振拉：义同振发。

②虎狼：西方金兽，金复之象。

③辱：委屈受辱。

从革之纪，是谓折收[①]。收气乃后，生气乃扬，长化合德[②]，火政乃宣，庶类[③]以蕃。其气扬，其用躁切，其动铿禁[④]瞀厥，其发咳喘，其藏肺，其果李杏，其实壳络，其谷麻麦，其味苦辛，其色白丹，其畜鸡羊，其虫介羽，其主明曜炎烁，其声商徵，其病嚏咳鼽衄，从火化也。少商与少徵同。上商与正商同。上角与正角同。邪伤肺也。炎光赫烈，则冰雪霜雹，眚于七，其主鳞伏彘鼠，岁气早至，乃生大寒。

【注释】

①折收：收气减折。金不及，则火气来克，木气反侮，则金气不能敛收。

②长化合德：火气主长，土气主化，火土二气相合发挥作用。

③庶类：众多、万物。

④铿禁：铿，咳声有力；禁，戛然无声。

涸流之纪，是谓反阳[①]。藏令不举，化气乃昌，长气宣布，蛰虫不藏，土润，水泉减，草木条茂，荣秀满盛，其气滞，其用渗泄[②]，其动坚止[③]，其发燥槁，其藏肾，其果枣杏，其实濡肉，其谷黍稷，其味甘咸，其色黅玄，其畜彘牛，其虫鳞倮，其主埃郁昏翳[④]，其声羽宫，其病痿厥坚下[⑤]，从土化也。少羽与少宫同。上宫与正宫同。其病癃闭[⑥]，邪伤肾也。埃昏骤雨，则振拉摧拔，眚于一，其主毛显狐狢[⑦]，变化不藏。

故乘危而行[⑧]，不速而至，暴虐无德，灾反及之[⑨]，微者复微，甚者复甚，气之常也。

【注释】

①反阳：冬季反见火气，谓之反阳。

②渗泄：水气不蓄。

③坚止：干燥枯槁。

④埃郁昏翳：尘土飞扬。

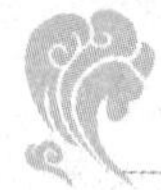

⑤坚下：下部见坚硬症结性病变。

⑥癃闭：小便不利不通。

⑦毛显狐狢：毛显，毛虫出现；狐狢，多疑善变之兽。义即木气来复之象。

⑧乘危而行：危，指岁运不及。由于岁运不及，所胜之气与所不胜之气皆乘虚而入。

⑨灾反及之：胜气横逆，作害于所不胜，结果，所不胜之子起而报复，灾害凡临与自己。

发生之纪，是谓启陈[①]。土疏泄[②]，苍气达，阳和布化，阴气乃随，生气淳化[③]，万物以荣，其化生，其气美，其政散[④]，其令条舒，其动掉眩巅疾，其德鸣靡启坼[⑤]，其变振拉摧拔，其谷麻稻，其畜鸡犬，其果李桃，其色青黄白，其味酸甘辛，其象春，其经足厥阴、少阳，其藏肝脾，其虫毛介，其物中坚外坚，其病怒。上徵则其气逆，其病吐利。不务其德，则收气复，秋气劲切[⑥]，甚则肃杀，清气大至，草木凋零，邪乃伤肝。

【注释】

①启陈：推陈出新。

②疏泄：土因木气太过而疏泄。

③淳化：淳，厚也。生发之气雄厚。

④散：布散，

⑤鸣靡启坼：春天和风舒畅，万物靡丽之象。

⑥劲切：清劲肃杀。

赫曦之纪，是谓蕃茂。阴气内化，阳气外荣，炎暑施化，物得以昌。其化长，其气高，其政动，其令鸣显[①]，其动炎灼妄扰，其德暄[②]，暑郁蒸，其变炎烈沸腾，其谷麦豆，其畜羊彘，其果杏李，其色赤白玄，其味苦辛咸，其象夏，其经手少阴太阳、手厥阴少阳，其藏心肺，其虫羽鳞，其物脉濡，其病笑疟，疮疡血流，狂妄目赤。上羽与正徵同。其收齐[③]，其病痓[④]，上徵而收气后也。暴烈其政，藏气乃复，时见凝惨，甚则雨水霜雹切寒，邪伤心也。

【注释】

①鸣显：声音和光亮，即显露声色之意。

②暄：温热。

③齐：正常之意。

④痓：痉也。

敦阜之纪，是谓广化[①]。厚德清静，顺长以盈，至阴内实，物化充成，烟埃朦郁[②]，见于厚土[③]，大雨时行，湿气乃用，燥政乃辟。其化圆[④]，其气丰，其政静，其令周备，其动濡积并稸[⑤]，其德柔润重淖，其变震惊飘骤，崩溃，其谷稷麻，其畜牛犬，其果枣李，其色黅玄黄，其味甘咸酸，其象长夏，其经足太阴、阳明，其藏脾肾，其虫倮毛，其物肌核，其病腹满，四肢不举，大风迅至，邪伤脾也。

【注释】

①广化：土气广厚，生化万物。

②烟埃朦郁：土气笼罩。

③厚土：山岭高丘。

④圆：土气环绕四方。

⑤稸：积聚。

坚成之纪，是谓收引[①]。天气洁，地气明，阳气随，阴治化，燥行其政，物以司成，收气繁布，化洽不终[②]。其化成，其气削，其政肃，其令锐切[③]，其动暴折疡疰[④]，其德雾露萧飋，其变肃杀凋零。其谷稻黍，其畜鸡马，其果桃杏，其色白青丹，其味辛酸苦，其象秋，其经手太阴、阳明，其藏肺肝，其虫介羽，其物壳络，其病喘喝，胸凭仰息[⑤]，上徵与正商同。其生齐，其病咳，政暴变，则名木不荣，柔脆焦首，长气斯救，大火流，炎烁且至，蔓将槁，邪伤肺也。

【注释】

①收引：秋气收敛。

②化洽不终：化气未尽，而收气太过，收气与化气不睦。

③锐切：锐利急切，肃杀难当。

④疰：皮肤溃烂。

⑤胸凭仰息：金气太盛，肺气壅实，半坐半卧，呼吸急促。

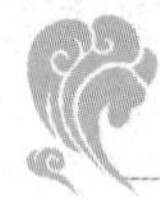

流衍之纪，是谓封藏[①]。寒司物化，天地严凝，藏政以布，长令不扬，其化凛，其气坚，其政谧，其令流注，其动漂泄沃涌[②]，其德凝惨雾氛[③]，其谷豆稷，其畜彘牛，其果李枣，其色黑丹黅，其味咸苦甘，其象冬，其经足少阴、太阳，其藏肾心，其虫鳞倮，其物濡满，其病胀，上羽而长气不化也。政过则化气大举，而埃昏气交，大雨时降，邪伤肾也。

【注释】

①封藏：藏储不漏。

②漂泄沃涌：上浮为漂，下流为泄，灌溉为沃，漫溢为涌。皆指水流之动态。

③氛：水气冻结。

故曰：不恒其德[①]，则所胜来复，政恒其理，则所胜同化[②]，此之谓也。

【注释】

①不恒其德：不恒，失其常度；德，正常的性能。即失去正常性能。

②所胜同化：所胜之气与我同化。这是指在正常情况下，所胜之气不躁不动，能安其常，处其顺，与所主之运气同化。

帝曰：天不足西北，左[①]寒而右凉；地不满东南，右热而左温；其故何也？岐伯曰：阴阳之气，高下之理，太少之异也。东南方，阳也。阳者，其精降于下，故右热而左温。西北方，阴也。阴者，其精奉于上，故左寒而右凉。是以地有高下，气有温凉，高者气寒，下者气热，故适[②]寒凉者胀，之温热者疮，下之[③]则胀已，汗之[④]则疮已，此腠理开闭之常，太少之异耳。

【注释】

①左：左是指方位而言，左即东南，下文右即西北。

②适：在之意。下文中"之温热"的"之"与此同义。

③下之：攻下法，使热气下泄。

④汗之：发汗法，使阴气上达，因汗为阴精所化。

帝曰：其于寿夭，何如？岐伯曰：阴精所奉，其人寿，阳精所降，其人夭。

帝曰：善。其病也，治之奈何？岐伯曰：西北之气，散而寒之，东南之气，收而温之，所谓同病异治也。故曰：气寒气凉，治以寒凉，行水渍之；气温气热，治以温热，强其内守[①]。必同其气，可使平也，假者反之[②]。

帝曰：善。一州之气，生化寿夭不同，其故何也？岐伯曰：高下之理，地势使然也，崇高则阴气治之，污下则阳气治之，阳胜者先天，阴胜者后天，此地理之常，生化之道也。帝曰：其有寿夭乎？岐伯曰：高者其气寿，下者其气夭，地之小大异也。小者小异，大者大异，故治病者，必明天道地理，阴阳更胜，气之先后，人之寿夭，生化之期，乃可以知人之形气[③]矣。

【注释】

①内守：阳气固守于内。

②假者反之：假，即反，相反的病就用相反的治法。

③形气：在外之形体与在内之真气。

帝曰：善。其岁有不病，而藏气不应不用者，何也？岐伯曰：天气致之，气[①]有所从也。

帝曰：愿卒闻之。岐伯曰：少阳司天，火气下临，肺气上从，白起金用[②]，草木眚，火见燔焫，革[③]金且耗，大暑以行，咳嚏鼽衄，鼻窒疮疡，寒热胕肿；风行于地，尘沙飞扬，心痛，胃脘痛，厥逆，膈不通，其主暴速。

【注释】

①气：此气，指人体之气。

②白起金用：白，代金气而言。金气受火气影响而发挥作用。

③革：变革。

阳明司天，燥气下临，肝气上从，苍起木用而立，土乃眚，凄沧数至，土伐草萎，胁痛目赤，掉振鼓栗，筋萎，不能久立。暴热至，土乃暑，阳气郁发，小便变，寒热如疟，甚则心痛。火行于槁[①]，流水不冰，蛰虫乃见。

【注释】

①槁：草木枯槁，指冬令。

太阳司天，寒气下临，心气上从，而火且明，丹起[①]，金乃眚，寒清时节，胜则水冰[②]，火气高明，心热烦，嗌干，善渴，鼽嚏，喜悲，数欠。热气妄行，寒乃复，霜不时降，善忘，甚则心痛。土乃润，水丰衍，寒客至，沉阴化，温气变物，水饮内稸，中满不食，皮痹肉苛，筋脉不利，甚则胕肿，身后痛。

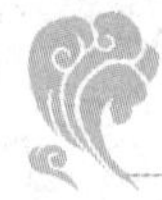

【注释】

①丹起：丹，指火气，火气因寒气下临，而发生反应。

②胜则水冰：寒水之气盛则水结为冰。

厥阴司天，风气下临，脾气上从，而土且隆，黄起[1]，水乃眚，土用革，体重，肌肉萎，食减口爽[2]，风行太虚，云雾摇动，目转耳鸣。火纵其暴，地乃暑，大热消烁，赤沃下[3]，蛰虫数见，流水不冰，其发机速。

【注释】

①黄起：黄为土气，因厥阴风木下临而发生反应。

②爽：口淡无味。

③赤沃下：赤痢下。

少阴司天，热气下临，肺气上从，白起金用，草木眚，喘，呕，寒热，嚏鼽，衄，鼻窒；大暑流行，甚则疮疡燔灼，金烁石流[1]，地乃燥清，凄沧数至，胁痛，善太息，肃杀行，草木变。

【注释】

①金烁石流：热盛之象。

太阴司天，湿气下临，肾气上从，黑起水变[1]，火乃眚；埃冒[2]云雨，胸中不利，阴痿，气大衰，而不起不用，当其时[3]，反腰脽痛，动转不便也，厥逆。地乃藏阴，大寒且至，蛰虫早附[4]，心下痞痛，地裂冰坚，少腹痛，时害于食，乘金则止，水增，味乃咸，行水减也。

【注释】

①黑起水变：黑为水色，土气下临，水为所感，如变为云雨。

②埃冒：湿土之气上冒。

③当其时：当土旺之时。

④附：俯伏之意。

帝曰：岁有胎孕不育，治之不全[1]，何气使然？岐伯曰：六气五类[2]，有相胜制也，同者[3]盛之，异者[4]衰之，此天地之道，生化之常也。故厥阴司天，毛虫静[5]，羽虫育，介虫不成；在泉，毛虫育，倮虫耗，羽虫不育。少阴司天，羽虫静，介虫育，毛虫不成；在泉，羽虫育，介虫耗不育。太阴司天，倮虫静，鳞虫育，羽虫不成；在泉，倮虫育，鳞虫耗不成。少阳司天，羽虫静，毛虫育，倮虫不成；在泉，羽虫育，介虫耗，毛虫不育。阳明司天，介虫静，羽虫育，介虫不成；在泉，介虫育，毛虫耗，羽虫不成。太阳司天，鳞虫静，倮虫育；在泉，鳞虫耗[⑥]，羽虫耗，倮虫不育。

【注释】

①治之不全：胎孕与不孕不育各有不同情况。

②六气五类：六气，指司天与在泉之气；五类，指五行所生之五种动物，即毛、羽、倮、介、鳞五类。

③同者：运与气同属一类。

④异者：运与气不同类。

⑤静：不生育，但也不消耗。

⑥鳞虫耗：此句当作鳞虫育，羽虫耗。

诸乘所不成之运，则甚也[①]。故气主[②]有所制，岁立[③]有所生，地气制已胜[④]，天气制胜己[⑤]，天制色，地制形[⑥]，五类衰盛，各随其气之所宜也。故有胎孕不育，治之不全，此气之常也，所谓中根[⑦]也。根于外者亦五，故生化之别，有五气，五味，五色，五类，五宜[⑧]也。

帝曰：何谓也？岐伯曰：根于中者，命曰神机，神去则机息；根于外者，命曰气立，气止则化绝。故各有制，各有胜，各有生，各有成。故曰：不知年之所加，气之同异，不足以言生化，此之谓也。

【注释】

①诸乘所不成之运，则甚也：诸，指六气，运指五运。此句意思谓，凡运被六气所乘时，都不能孕育。

②气主：六气所主之司天、在泉。

③岁立：岁运禀五行而立。

④地气制已胜：地气，在泉之气。在泉之气，能制约被我所胜者。

⑤天气制胜己：天气，司天之气，司天之气，能制约岁气之胜我者。

⑥天制色，地制形：色化于气，形成于质，故司天之气制五色，在泉之气制五形。

⑦中根：指五运。五运在中（又称中运），万物皆从中运而生，故为中根。

⑧五宜：五种类别。世间万物，皆有五行之别，其色、形、气、味，各适于五行，如臊焦腥香腐，青赤白黄黑等，皆以五行而分。

帝曰：气始而生化，气散而有形，气布而蕃育，气终而象变，其致一也。然而五味所资，生化有薄厚，成熟有少多，终始不同，其故何也？岐伯曰：地气制之也，非天不生，地不长[①]也。

帝曰：愿闻其道？岐伯曰：寒热燥湿，不同其化也。故少阳在泉，寒毒[②]不生，其味辛，其治苦酸，其谷苍丹。阳明在泉，湿毒不生，其味酸，其气湿，其治辛苦甘，其谷丹素。太阳在泉，热毒不生，其味苦，其治淡咸，其谷黅秬[③]。厥阴在泉，清毒不生，其味甘，其治酸苦，其谷苍赤，其气专[④]，其文正。少阴在泉，寒毒不生，其味辛，其治辛苦甘，其谷白丹。太阴在泉，燥毒不生，其味咸，其气热，其治甘咸，其谷黅秬。化淳[⑤]则咸守，气专则辛化而俱治。

【注释】

①天不生，地不长：世间万物，非天气地气则不生不长。

②毒：凡有毒者，皆五行暴烈之气所生。

③秬：谷物。

④专：五运、六气，其气专一。

⑤化淳：指太阴湿土之气之生化。

故曰：补上下[①]者，从之，治上下者，逆之[②]，以所在寒热盛衰而调之。故曰：上取下取，内取外取，以求其过。能毒者，以厚药，不胜毒[③]者，以薄药，此之谓也。气反者，病在上，取之下；病在下，取之上；病在中，旁取之。治热以寒，温而行之[④]；治寒以热，凉而行之；治温以清，冷而行之；治清以温，热而行之；故消之，削之，吐之，下之，补之，泻之，久新同法。

【注释】

①补上下：补，补益。上下，之司天在泉。

②逆之：太过所引起之疾病，用逆治之法，如热淫所胜，治以咸寒。

③毒：指性气暴烈之药物。

④行之：指服药。

帝曰：病在中而不实不坚，且聚且散，奈何？岐伯曰：悉乎哉问也。无积者，求其藏，虚则补之，药以袪之，食以随之，行水渍之，和其中外，可使毕已。帝曰：有毒无毒，服有约[①]乎？岐伯曰：病有久新，方有大小，有毒无毒，固宜常制矣。大毒治病，十去其六；常毒治病，十去其七；小毒治病，十去其八；无毒治病，十去其九；谷肉果菜，食养尽之，无使过之，伤其正也，不尽，行复如法。必先岁气，无伐天和，无盛盛[②]，无虚虚[③]，而遗人夭殃[④]，无致邪[⑤]，无失正[⑥]，绝人长命。

【注释】

①约：规则，法则。

②盛盛：实证用补法。

③虚虚：虚证用泻法。

④夭殃：夭，早死曰夭，受残害曰殃。

⑤致邪：助纣为虐。

⑥失正：损伤正气。

帝曰：其久病者，有气从不康，病去而瘠[①]，奈何？岐伯曰：昭乎哉，圣人之问也。化不可代[②]，时不可违。夫经络以通，血气以从，复其不足，与众齐同，养之和之，静以待时，谨守其气，无使倾移，其形乃彰，生气以长，命曰圣王[③]。故大要[④]曰：无代化，无违时，必养必和，待其来复，此之谓也。帝曰：善。

【注释】

①瘠：瘦弱。

②化不可代：天地气化，人力难为，不可强为而逆天地之气。

③圣王：国朝圣主之法度。

④大要：古代经书。

［编者按］本篇主要论述了两个问题。一是继前一篇再论五运之太过、不及，及平气的变化，四方地理高下阴阳之气的差异，以及对自然万物和人的影响，还阐明各种动物的生育死亡与六气之关系，以及因人体五脏之

气与五运相应，故也必然受着六气制约之影响；二是讨论治疗疾病的一些原则，如从治、逆治、上病取下、下病取上、热药冷服、冷药热服，以及用药不可过剂，无盛盛、无虚虚等这些千古大法，在临床中如何运用，之后，还讨论了病后调理休养之方法。

六元正纪大论

黄帝问曰：六化六变①，胜复淫治②，甘苦辛咸酸淡先后，余知之矣。夫五运之化③，或从五（天）气④，或逆天气⑤，或从天气而逆地气，或从地气而逆天气，或相得⑥，或不相得⑦，余未能明其事，欲通天之纪，从地之理⑧，和其运，调其化，使上下合德，无相夺伦，天地升降，不失其宜，五运宣行，勿乖其政，调之正味，从逆奈何？

【注释】

①六化六变：六化，六气的正常生化；六变，六气的异常变化。

②胜复淫治：胜，相胜之气；复，报复之气；淫，扰乱、侵犯人体之气；治，调治之法。

③五运之化：五行之运化。

④从五气：五，应作“天”字。

⑤逆天气：中运与司天之气相违背。如丙子、丙午等。

⑥相得：中运与司天、在泉之气相合。如戊子、戊午、戊寅、戊申等。

⑦不相得：中运被司天之气所克。如己巳、己亥等。

⑧通天之纪，从地之理：通，明白；了解；天之纪，指司天、在泉之气之运行。

岐伯稽首再拜对曰：昭乎哉问也。此天地之纲纪，变化之渊源，非圣帝孰能穷其至理欤？臣虽不敏，请陈其道，令终不灭，久而不易。帝曰：愿夫子推而次之，从其类序①，分其部主②，别其宗司③，昭其气数④，明其正化⑤，可得闻乎？岐伯曰：先立其年，以明其气⑥，金木水火土运行之数，寒暑燥湿风火临御之化⑦，则天道可见，民气可调，阴阳卷舒，近而无惑，数之可数者，请遂[8]言之。

【注释】

①类序：类属和次序。

②部主：分三阴三阳为六部，每部各有之主气。

③宗司：统者为宗，分者为司，此处指主宰和行使。

④气数：原禀于先天之所有。此处指三阴三阳之气各有多少，阳年有余，阴年不足。各有其作用和特点。

⑤正化：正当其位之化。

⑥先立其年，以明其气：先立年辰，便知当年之气运情况。如甲子年，即知其年土运太过，君火司天，燥金在泉。

⑦临御之化：司天、在泉之气化。司天为临，在泉为御。

⑧遂：详尽、全部之意。

帝曰：太阳之政奈何？岐伯曰：辰戌之纪[1]也。

太阳　太角　太阴　壬辰　壬戌　其运风，其化鸣紊启坼[2]，其变振拉摧拔[3]，其病眩掉目瞑[4]。

太角（初正）少徵　太宫　少商　太羽（终）[5]

太阳　太徵　太阴　戊辰　戊戌同正徵[6]，其运热，其化暄暑郁燠[7]，其变炎烈沸腾，其病热郁[8]。

【注释】

①辰戌之纪：五辰、五戌之年。

②鸣紊启坼：鸣，风声；紊，繁盛；启坼，萌芽出地。此言地气开始萌动。

③振拉摧拔：振动、摧折、拔出。

④眩掉目瞑：肢体震颤，头目昏花。

⑤角徵宫商羽：古之五音，代表五运，角，木运；徵，火运；宫，土运；商，金运；羽，水运。

⑥同正徵：正徵，火之平气。同正徵，是说戊年火运太过，上临司天的太阳寒水，寒水克太过之火，使其平和，故为正徵。

⑦暄暑郁燠：暄，温暖；暑郁燠，渐见暑热郁蒸。

⑧其病热郁：热气郁遏而病。

太徵　少宫　太商　少羽（终）　少角（初）。

太阳　太宫　太阴　甲辰岁会（同天符）　甲戌岁会（同天符）　其运阴埃[①]，其化柔润重泽[②]，其变震惊飘骤[③]，其病湿下重[④]。

太宫　少商　太羽（终）太角（初）少徵

太阳　太商　太阴　庚辰　庚戌　其运凉，其化雾露萧飋[⑤]，其变萧杀凋零，其病燥，背瞀胸满[⑥]。

太商　少羽（终）少角(初)太徵　少宫。

太阳　太羽　太阴　丙辰天符　丙戌天符　其运寒其化凝惨凛冽[⑦]，其变冰雪霜雹，其病大寒留于谿谷。

太羽（终）太角（初）少徵　太宫　少商

【注释】

①阴埃：埃，当作“雨”。

②柔润重泽：风调雨顺，万物润泽。

③震惊飘骤：雷声大作，狂风暴雨。

④湿下重：湿气甚于下部之病变。

⑤飋：指秋风。

⑥燥，背瞀胸满：燥，肺气燥；瞀，目垂貌。胸背干燥胀满不爽。

⑦凝惨凛冽：严寒凛冽，寒水之气化。

凡此太阳司天之政，气化运行先天，天气肃，地气静。寒临太虚，阳气不令，水土合德[①]，上应辰星镇星[②]，其谷玄黅[③]，其政肃，其令徐。寒政大举，泽无阳焰[④]，则火发待时[⑤]。少阳中治，时雨乃涯[⑥]，止极雨散，还于太阴，云朝北极，湿化乃布，泽流万物，寒敷于上，雷动于下，寒湿之气，持于气交。民病寒湿，发肌肉痿，足痿不收，濡泻血溢。

【注释】

①合德：互相配合，发挥作用。

②辰星镇星：辰星，又称启明星，指金星和水星；镇星，指土星。

③玄黅：玄，九月；黅，土色黄也。

④泽无阳焰：泽，阴，水；阳焰，指火气，阳气。

⑤火发待时：被郁遏之火气，待时而发。

⑥时雨乃涯：湿土之气，化雨四布，润泽万物。

初之气，地气迁[①]，气乃大温[②]，草乃早荣，民乃厉[③]，温病乃作，身热头痛呕吐，肌腠疮疡。

二之气，大凉反至，民乃惨[④]，草乃遇寒，火气遂抑，民病气郁中满，寒乃始。

三之气，天政布，寒气行，雨乃降，民病寒，反热中，痈疽注下，心热瞀闷，不治者死。

四之气，风湿交争，风化为雨，乃长，乃化，乃成，民病大热少气，肌肉萎足萎，注下赤白。

五之气，阳复化，草乃长，乃化，乃成，民乃舒。

终之气，地气正，湿令行，阴凝太虚[⑤]，埃昏郊野[⑥]，民乃惨凄，寒风以至，反者孕乃死。

【注释】

①地气迁：地气，在泉之气。上年初之气迁移为今年的在泉之气。

②气乃大温：太阳司天的年份，初之气少阳相火，其气温热。

③厉：疫病。

④惨：寒冷凄惨。

⑤阴凝太虚：阴寒之气凝于宇内。

⑥埃昏郊野：郊野昏糊惨凄。

故岁宜苦以燥之温之，必折其郁气[①]，先资其化源[②]，抑其运气，扶其不胜，无使暴过而生其疾，食岁谷[③]以全其真，避虚邪以安其正，适气同异，多少制之。同寒湿[④]者燥热化[⑤]，异寒湿者燥湿化，故同者多之[⑥]，异者少之，用寒远寒，用凉远凉，用温远温，用热远热，食宜同法，有假者反常[⑦]，反是者病，所谓时也。

【注释】

①折其郁气：减弱（泻去）造成郁气之原因。

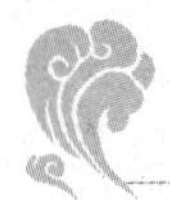

②化源：化生之源，火为土之源，土为金之源，金为水之源，水为木之源，木为火之源。

③岁谷：感司天在泉之气运而生成的谷物。

④同寒湿：司天、在泉与岁运同为寒湿之气。

⑤燥热化：用性味燥热之品来和化它。

⑥同者多之：气、运相同则气势盛，应多用相宜之品来冲和他。

⑦假者反常：若气候反常，邪气反胜，则不必用“用寒远寒”之方法，比如，夏令炎热二升寒病，则仍当用温药来治疗。

帝曰：善。阳明之政奈何？岐伯曰：卯酉之纪[①]也。

阳明　少角　少阴　清热胜复同[②]，同正商[③]，丁卯岁会，丁酉其运风清热[④]。

【注释】

①卯酉之纪：五卯五酉之年。

②清热胜复同：清，大凉之气；凉与热相互胜负，其程度相同。丁运少角，木运不及，金之清气胜之，有胜必有复，火来复之，故清热胜复同。

③同正商：正商，金之平气。司天木运，同于正商之运气。金气司天，而木运不及，不能主事，听凭金气用事，故云同正商。

④其运风清热：不及之运，常兼胜气与复气，故此运是风，胜气为清，复气为热。

少角（初）太徵　少宫　太商　少羽（终）

阳明　少徵　少阴　寒雨胜复[①]同，同正商　癸卯（同岁会）　癸酉（同岁会）其运热寒雨[②]。

少徵　太宫　少商　太羽（终）　太角（初）

阳明　少宫　少阴　风凉胜复同[③]，己卯　己酉　其运雨风凉[④]。

少宫　太商　少羽（终）少角（初）太徵

阳明　少商　少阴　热寒胜复[⑤]同，同正商　乙卯天符　乙酉岁会，太乙天符[⑥]其运凉热寒[⑦]。

少商　太羽（终）太角（初）少徵　太宫

阳明　少羽　少阴　雨风胜复[8]同　辛卯少宫同[9]　辛酉　辛卯　其运寒雨风[10]。

少羽（终）少角（初）太徵　太宫　太商

【注释】

①寒雨胜复：寒，寒水之气，为胜气；雨，湿土之气，为复气。

②其运热寒雨：运为热，寒为胜气，雨为复气。

③风凉胜复同：此土运不及，风为胜气，凉为复气。

④其运雨风凉：运为雨，风为胜气，凉为复气。

⑤热寒胜复：金运不及，热为胜气，寒为复气。

⑥太乙天符：司天、运气、年辰三者合同，是为太乙天符。

⑦其运凉热寒：运为凉气，热为胜气，寒为复气。

⑧雨风胜复：雨为湿土之气，水运不及，土气为胜气，风气为复气。

⑨少宫同：辛年水运不及，土气来侮，故其气化略同于少宫土运不及之年份。

⑩其运寒雨风：寒是运气，雨是胜气，风乃复气。

凡此阳明司天之政，气化运行后天，天气急，地气明，阳专其令，炎暑大行，物燥以坚，淳风乃治[1]。风燥横运[2]，流于气交，多阳少阴[3]，云趋雨府，湿化乃敷，燥极而泽，其谷白丹，间谷命太者[4]，其耗白甲品羽[5]，金火合德，上应太白荧惑，其政切，其令暴，蛰虫乃见，流水不冰，民病咳嗌塞，寒热发，暴振栗癃闭，清先而劲[6]，毛虫乃死，热后而暴，介虫乃殃，其发躁，胜复之作，扰而大乱，清热之气，持于气交。

【注释】

①淳风乃治：金气不足，木气无畏，则和淳之气行使权力。

②风燥横运：风燥之气专横运行。

③多阳少阴：二之气主气、客气，皆君、相之火，三之气主客乃阳明、少阳，故称多阳少阴。

④间谷命太者：间谷，间气所化之谷；命，天赋；太，有余之气。即感受司天、在泉左右之间气而成熟之谷类，也是太过之气的成果。

⑤其耗白甲品羽：耗，损伤；白与甲，皆金所化；品羽，火虫品类。损伤者为火虫之类。

⑥清先而劲：上半年清金之气强劲有力。

初之气，地气迁，阴始凝[1]，气始肃[2]，水乃冰，寒雨化。其病中热胀，面目浮肿，善眠，鼽衄，嚏欠呕，小便黄赤，甚则淋。

二之气，阳乃布，民乃舒，物乃生荣，厉大至，民善暴死。

三之气，天政布，凉乃行，燥热交合，燥极而泽，民病寒热。

四之气，寒雨降，病暴仆，振栗谵妄，少气嗌干引饮，及为心痛，痈肿疮疡、疟寒之疾，骨痿血便。

五之气，春令反行，草乃生荣，民气和。

终之气，阳气布，候反温，蛰虫来见，流水不冰，民乃康平，其病温。

故食岁谷以安其气，食间谷以去其邪，岁宜以咸，以苦，以辛，汗之，清之，散之，安其运气，无使受邪，折其郁气，资其化源。以寒热轻重，少多其制，同热者多天化[3]，同清者多地化[4]，用凉远凉，用热远热，用寒远寒，用温远温，食宜同法，有假者反之，此其道也。反是者，乱天地之经，扰阴阳之纪也。

【注释】

①阴始凝：卯酉岁之初气，为太阴湿土之气，湿土之气凝聚收藏。

②肃：肃杀萧条。

③同热者多天化：天化，指阳明燥金清凉之气。此句意谓岁运与在泉之气同为热化者，应多用含清凉之气的物品来调理。

④同清者多地化：地化，指在泉之火热之气。此句意谓岁运与司天之气同为清气者，应多用含有火热之气的品物来调理。

帝曰：善。少阳之政奈何？岐伯曰：寅申之纪也。

少阳　太角　厥阴　壬寅（同天符）　壬申（同天符）　其运风鼓[1]，其化鸣紊启坼，其变振拉摧拔，其病掉眩支胁[2]，惊骇。

【注释】

①其运风鼓：相火司天，风木在泉，风火相击，势如风鼓。

②掉眩支胁：掉，动摇不定；眩，头晕目花；支胁，如物支撑胁内，

胀满不舒也。

太角（初正）少徵　太宫　少商　少商　太羽（终）

少阳　太徵　厥阴　戊寅天符　戊申天符　其运暑[①]　其化喧嚣郁燠[②]，其变炎烈沸腾[③]。其病上热郁，血溢血泄[④]，心痛

太徵　太宫　太商　少羽(终)　少角（初）

少阳　太宫　厥阴　甲寅　甲申　其运阴雨，其化柔润重泽，其变震惊飘骤，其病体重，胕肿痞饮[⑤]。

太宫　少商　太羽（终）太角（初）少徵

少阳　太商　厥阴　庚寅　庚申同正商　其运凉，其化雾露清切[⑥]，其变肃杀凋零，其病肩背胸中。

太商　少羽（终）少角（初）太徵　少宫

少阳　太羽　厥阴　丙寅　丙申　其运寒肃[⑦]，其化凝惨凛冽，其变冰雪霜雹，其病寒浮肿。

太羽（终）　太角（初）　少徵　太宫　少商

【注释】

①其运暑：指运气炎热。

②暄嚣郁燠：因热甚而喧嚣烦恼不宁。

③炎烈沸腾：火热蒸腾。

④血溢血泄：口鼻出血为血溢，二便出血为血泄。

⑤胕肿痞饮：肢体水肿，胸腹停饮。

⑥其化雾露清切：金运太过时的气化情形。

⑦寒肃：凄寒肃杀。

凡此少阳司天之政，气化运行先天，天气正，地气扰，风乃暴举[①]，木偃沙飞[②]，炎火乃流，阴行阳化，雨乃时应，火木同德，上应荧惑岁星。其谷丹苍[③]，其政严，其令扰，故风热参布[④]，云雾沸腾，太阴横流，寒乃时至，凉雨并起。民病寒中，外发疮疡，内为泄满，故圣人遇之，和而不争，往复之作，民病寒热、疟、泄、聋瞑[⑤]、呕吐，上怫[⑥]，肿，色变。

【注释】

①风乃暴举：暴风猛作。

②木偃沙飞：树木倒伏，沙土飞扬。

③丹苍：红色夹青色。

④风热参布：少阳热气与厥阴风气参合布散，即风热交加。

⑤聋瞑：耳聋，目花。

⑥上怫，肿色变：上部怫郁肿胀变色。

初之气，地气迁，风胜乃摇，寒乃去，候乃大温，草木早荣，寒来不杀[①]，温病乃起。其病气怫于上，血溢，目赤，咳逆，头痛，血崩，胁满，肤腠中疮[②]。

二之气，火反郁，白埃[③]四起，云趋雨府，风不胜湿，雨乃零，民乃康。其病热郁于上，咳逆呕吐，疮发于中，胸嗌不利，头痛身热，昏聩脓疮。

三之气，天政布，炎暑至，少阳临上，雨乃涯，民病热中，聋瞑，血溢，脓疮，咳，呕，鼽衄，渴，嚏，欠，喉痹，目赤，善暴死。

四之气，凉乃至，炎暑间化[④]，白露降，民气和平，其病满，身重。

五之气，阳乃去，寒乃来，雨乃降，气门乃闭[⑤]，刚木早凋，民避寒邪，君子周密。

终之气，地气正，风乃至，万物反生，雾露以行，其病关闭不禁，心痛，阳气不藏而咳。抑其运气，赞所不胜，必折其郁气，先取其化源，暴过不生[⑥]，苛疾不起。

故岁宜咸，宜辛，宜酸，渗之泄之，渍之发之，观其寒温，以调其过，同风热者多寒化，异风热者少寒化，用热远热，用温远温，用寒远寒，用凉远凉，食宜同法，此其道也。有假者反之，反是者病之阶也。

【注释】

①寒来不杀：初之气少阴君火加临于少阳相火之上，寒气虽来，难胜二火，故温热之气不降。

②肤腠中疮：皮肤生疮。

③白埃：白色云气起于地面。

④炎暑间化：间，时作时止。燥金客气，加临湿土主气之上，凉气至则炎暑间或减弱。

⑤气门乃闭：气门，腠理，汗孔，玄府也。汗孔闭塞。

⑥暴过不生：过，灾害，疾病。暴，大，卒不及防。能行上法则大病不会发生。

帝曰：善。太阴之政奈何？岐伯曰：丑未之纪也。

太阴　少角　太阳　清热胜复同，同正宫[①]。丁丑　丁未　其运风清热。

少角（初）　太徵　少宫　太商　少羽（终）

太阴　少徵　太阳　寒雨胜复同　癸丑　癸未　其运热寒雨。

少徵　太宫　少商　太羽（终）太角（初）

太阴　少宫　太阳　风清胜复同，同正宫[②]。　己丑太乙天符　己未太乙天符　其运雨风清。

少宫　太商　少羽（终）少角（初）太徵

太阴　少商　太阳　热寒胜复同　乙丑　乙未　其运凉热寒。

少商　太羽（终）太角（初）少徵　太宫

太阴　少羽　太阳　雨风胜复同，同正宫[③]。辛丑（同岁会）辛未（同岁会）其运寒雨风。

少羽（终）　少角（初）　太徵　少宫　太商

【注释】

①同正宫：木运不及，上临司天之气为太阴湿土，不受克伐，依然旺盛，故同土之平气正宫。

②同正宫：此为少宫土气不及，而得太阴湿土之气相助，故同正宫。

③同正宫：此少羽水运不及，得太阴湿土之气司天，则略同于土运之平气，故亦曰同正宫。

凡此太阴司天之政，气化运行后天，阴专其政，阳气退避，大风时起，天气下降，地气上腾，原野昏霿[①]，白埃四起，云奔南极[②]，寒雨数至，物成于差夏[③]。民病寒湿，腹满，身䐜愤[④]，胕肿，痞逆，寒厥，拘急，湿寒合德，黄黑埃昏，流行气交，上应镇星辰星。其政肃，其令寂，其谷黅玄。故阴

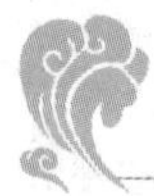

凝于上，寒积于下，寒水胜火，则为冰雹，阳光不治，杀气乃行。故有余宜高，不及宜下，有余宜晚，不及宜早。土之利，气之化也，民气亦从之，间谷命其太也。

初之气，地气迁，寒乃去，春气正，风乃来，生布万物以荣，民气条舒，风湿相薄，雨乃后。民病血溢，筋络拘强，关节不利，身重筋痿。

二之气，大火正，物承化⑤，民乃和，其病温厉大行，远近咸若，湿热相薄，雨乃时降。

三之气，天政布，湿气降，地气腾，雨乃时降，寒乃随之，感于寒湿，则民病身重，胕肿胸腹满。

四之气，畏火临，溽蒸化⑥，地气腾，天气否隔，寒风晓暮，蒸热相薄，草木凝烟，湿化不流，则白露阴布，以成秋令。民病腠理热，血暴溢，疟，心腹满热，胪胀⑦，甚则胕肿。

五之气，惨令已行，寒露下，霜乃早降，草木黄落，寒气及体，君子周密，民病皮腠。

终之气，寒大举，湿大化，霜乃积，阴乃凝，水坚冰，阳光不治，感于寒，则病人关节禁锢，腰脽痛⑧，寒湿持于气交而为疾也。必折其郁气，而取化源，益其岁气，无使邪胜，食岁谷以全其真，食间谷以保其精。

故岁宜以苦燥之，温之，甚者发之，泄之，不发不泄则湿气外溢，肉溃皮拆，而水血交流。必赞其阳火，令御甚寒，从气异同，少多其判也。同寒者以热化，同湿者以燥化，异者少之，同者多之，用凉远凉，用寒远寒，用温远温，用热远热，食宜同法，假者反之，此其道也，反是者病也。

【注释】

①昏霿：晦暗。

②云奔南极：云趋雨行。

③差夏：长夏与秋令交接之时。

④䐜愤：胀满。

⑤物承化：物类之生长发育。

⑥溽蒸化：湿热熏蒸。

⑦胪胀：腹胀。

⑧腰脽痛：腰部及臀部疼痛。

帝曰：善。少阴之政奈何？岐伯曰：子午之纪也。

少阴　太角　阳明　壬子　壬午　其运风鼓，其化鸣紊启坼，其变振拉摧拔，其病支满。

太角（初）少徵　太宫　少商　太羽（终）

少商　太徵　阳明　戊子天符　戊午太乙天符　其运炎暑，其化暄曜郁燠[①]，其变炎烈沸腾，其病上热血溢。

太徵　少宫　太商　少羽（终）少角（初）

少阴　太宫　阳明　甲子　甲午　其运阴雨，其化柔润时雨[②]，其变震惊飘骤，其病中满身重。

太宫　少商　太羽(终)　太角（初）少徵

少阴　太商　阳明　庚子（同天符）　庚午（同天符）　同正商，其运凉劲[③]，其化雾露萧飋，其变肃杀凋零，其病下清[④]。

太商　少羽（终）　少角（初）太徵　少宫

少阴　太羽　阳明　丙子（岁会）丙午　其运寒，其化凝惨栗冽，其变冰雪霜雹，其病寒下[⑤]。

太羽（终）太角（初）少徵　太宫　少商

【注释】

①暄曜郁燠：暄，温暖；曜，光亮四照；郁燠，火热熏蒸。

②其化柔润时雨：气化正常下，万物柔润，雨能依时而下。

③其运凉劲：庚年金运太过之化，其运与在泉之阳明金气相合，其气化清凉劲切。

④其病下清：下部清冷，二便清泄。

⑤其病寒下：同上，中寒下利下部清冷。

凡此少阴司天之政，气化运行先天，地气肃，天气明，寒交暑[①]，热加燥[②]，云驰雨府，湿化乃行，时雨乃降，金火合德，上应荧惑太白。其政明，其令切，其谷丹白。水火寒热持于气交而为病始也，热病生于上，清病生于下，寒热凌犯而争于中，民病咳喘，血溢，血泄，鼽嚏，目赤，眦疡[③]，寒厥入胃，心痛，腰痛，腹大，嗌干，肿上。

初之气，地气迁，燥将去，寒乃始，蛰复藏，水乃冰，霜复降，风乃至，阳气郁，民反周密，关节禁固[④]，腰脽痛，炎暑将起，中外疮疡。

二之气，阳气布，风乃行，春气以政，万物应荣，寒气时至，民乃和。其病淋，目瞑，目赤，气郁于上而热。

三之气，天政布，大火行，庶类蕃鲜[⑤]，寒气时至，民病气厥，心痛，寒热更作，喘咳，目赤。

四之气，溽暑至[⑥]，大雨时行，寒热互至，民病寒热，嗌干，黄疸，鼽衄，饮发[⑦]。

五之气，畏火[⑧]临，暑反至，阳乃化，万物乃生，乃长荣，民乃康。其病温。

终之气，燥令行，余火内格[⑨]，肿于上，咳喘，甚则血溢。寒气数举，则霿雾翳，病生皮腠，内舍于胁，下连少腹，而作寒中，地将易也。

必抑其运气，资其岁胜，折其郁发，先取化源，无使暴过而生其病也。食岁谷以全真气，食间谷以辟虚邪，岁宜咸以耎之，而调其上，甚则以苦发之；以酸收之，而安其下，甚则以苦泄之。适其同异而多少之，同天气者，以寒清化，同地气者，以温热化，用热远热，用凉远凉，用温远温，用寒远寒，食宜同法，有假则反，此其道也。反是者病作矣。

【注释】

①寒交暑：今岁子午终之气客气太阳寒水，接交往岁巳亥终之气客气少阳相火，谓之寒交暑。

②热加燥：今岁少阴君火之气在上，而阳明燥金之气在下，故曰热加燥。

③眦疡：眼角溃疡。

④关节禁固：关节僵硬，屈伸不灵活。

⑤庶类蕃鲜：万物繁盛鲜美。

⑥溽暑至：溽，湿润；暑，炎热。湿热之气来临。

⑦饮发：水饮病发作。

⑧畏火：少阳相火，因其炎热，万物惧畏，故曰畏火。

⑨余火内格：火热余邪未尽，郁而不发。

帝曰：善。厥阴之政奈何？岐伯曰：巳亥之岁也。

厥阴　少角　少阳　清热胜复同，同正角[1]，丁巳天符　丁亥天符　其运风清热。

少角（初）太徵　少宫　太商　少羽（终）

厥阴　少徵　少阳　寒雨胜复同。癸巳（同岁会）癸亥（同岁会）其运热寒雨。

少徵　太宫　少商　太羽（终）太角（初）

厥阴　少宫　少阳　风清胜复同。同正角[2]己巳　己亥　其运雨风清。

少宫　太商　少羽（终）少角（初）太徵

厥阴　少商　少阳　热寒胜复同，同正角[3]。乙巳　乙亥　其运凉热寒。

少商　太羽（终）太角（初）少徵　太宫

厥阴　少羽　少阳　雨风胜复同。辛巳　辛亥　其运寒雨风。

少羽（终）少角（初）太徵　少宫　少商

【注释】

①同正角：木运不及，得司天之气厥阴风木来助而成平气，故同正角。

②同正角：土运不及，司天厥阴之气专政，故其年之运，相等于木之平气。

③同正角：金运不及，司天厥阴风木之气反胜，故其年之运亦相等于木之平气。

凡此厥阴司天之政，气化运行后天，诸同正岁[1]，气化运行同天[2]，天气扰[3]，地气正，风生高远[4]，炎热从之，云趋雨府，湿化乃行，风火同德，上应岁星荧惑。其政挠，其令速，其谷苍丹，间谷言太者，其耗文交品羽。风燥火热，胜复更作，蛰虫来见，流水不冰，热病行于下，风病行于上，风燥胜复形于中。

初之气，寒始肃，杀气方至，民病寒于右之下[5]。

二之气，寒不去，华雪水冰，杀气施行，霜乃降，名草上焦，寒雨数至，阳复化，民病热于中。

三之气，天政布，风乃时举，民病泣出，耳鸣掉眩。

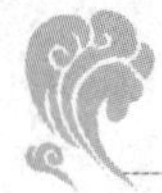

四之气，溽暑湿热相搏，争于左之上，民病黄瘅而为胕肿。

五之气，燥湿更胜，沉阴乃布，寒气及体，风雨乃行。

终之气，畏火司令，阳乃大化，蛰虫出见，流水不冰，地气大发，草乃生，人乃舒，其病温厉。

必折其郁气，资其化源，赞其运气，无使邪胜。岁宜以辛调上，以咸调下，畏火之气，无妄犯之，用温远温，用热远热，用凉远凉，用寒远寒，食宜同法，有假反常，此之道也，反是者病。

【注释】

①诸同正岁：即平气之年。

②同天：天时同步的正常年份。

③扰：扰乱，风之特性。下文中“其政挠”，挠同此义。

④风生高远：即厥阴风木之气，因风气在天故有此语。

⑤民病寒于右之下：左为东，右为西，西为燥金所居之地，金性清寒，故为病则寒凉发生在人体右侧。

帝曰：善。夫子之言，可谓悉矣。然何以明其应乎？岐伯曰：昭乎哉问也。夫六气者，行有次，止有位[①]，故常以正月朔日平旦视之，睹其位而知其所在矣。运有余，其至先；运不及，其至后；此天之道，气之常也。运非有余，非不足，是谓正岁[②]，其至当其时也。帝曰：胜复之气，其常在也，灾眚时至，候也奈何？岐伯曰：非气化[③]者，是谓灾也。

【注释】

①行有次，止有位：主气、客气，各有其运行之次序与方位。

②正岁：平气之岁。

③气化：气化之气，当作“正”，即正化。当其位为正化，非其位则为邪化。

帝曰：天地之数[①]，终始奈何？岐伯曰：悉乎哉问也，是明道也。数之始，起于上而终于下[②]。岁半[③]之前，天气主之；岁半之后，地气主之；上下交互，气交主之，岁纪毕矣。故曰：位明气月[④]可知乎，所谓气[⑤]也。

帝曰：余司其事，则而行之，不合其数，何也？岐伯曰：气用[⑥]有多少，化洽[⑦]有盛衰，衰盛多少，同其[⑧]化也。

帝曰：愿闻同化何也？岐伯曰：风温春化同，热曛昏火夏化同，胜与复同，燥清烟露秋化同，云雨昏暝埃长夏化同，寒气霜雪冰冬化同，此天地五运六气之化，更用盛衰之常也。

【注释】

①天地之数：六气之数，也叫天数。因六气所主起止时期的日月时刻，都由数字来标明，故曰天地之数。

②起于上而终于下：上谓司天，下谓在泉，即起于司天，终于在泉。

③岁半：运气计算一年的一半时间。初之气至三之气为一年之一半，四之气至终之气为一年之一半，即从大寒至小暑，为岁半之前；从大暑至小寒，为岁半之前。

④位明气月：主气与客气所在之位置，每气所当之月份。

⑤气：六气之终始。

⑥气用：六气之作用。

⑦化洽：六气与五运相合之化。

⑧其：指五运当旺之季节。

帝曰：五运行同天化[①]者，命曰天符，余知之矣，愿闻同地化[②]者，何谓也？岐伯曰：太过而同天化者三，不及而同天化者亦三，太过而同地化者三，不及而同地化者亦三，此凡二十四岁也。

帝曰：愿闻其所谓也。岐伯曰：甲辰、甲戌、太宫、下加太阴，壬寅、壬申、太角、下加[③]厥阴，庚子、庚午、太商，下加阳明，如是者三；癸巳、癸亥、少徵、下加少阳，辛丑、辛未、少羽、下加太阳，癸卯、癸酉、少徵、下加少阴，如是者三；戊子、戊午、太徵、上临少阴，戊寅、戊申、太徵、上临少阳，丙辰、丙戌、太羽、上临太阳，如是者三；丁巳、丁亥、少角、上临厥阴，乙卯、乙酉、少商、上临阳明，己丑、己未、少宫、上临[④]太阴，如是者三；除此二十四岁，则不加不临[⑤]也。

帝曰：加者何谓也？岐伯曰：太过而加同天符，不及而加同岁会也。

帝曰：临者何谓？岐伯曰：太过不及，皆曰天符，而变形有多少，病形有微甚，生死有早晏耳。

【注释】

①同天化：天，司天之气。同天化，指岁运与司天之气相同。

②同地化：地，在泉之气。同地化，指岁运与在泉之气相同。

③下加：下加于上叫下加，即运与在泉同化。

④上临：上临于下，叫上临，即运与司天同化。

⑤不加不临：不加，指在泉与岁运不同；不临，指司天与岁运不同。下加、上临之年份共二十四年，其余则不加不临。

帝曰：夫子言，用寒远寒，用热远热，余未知其然也，愿闻何谓远？岐伯曰：热无犯热，寒无犯寒，从者和，逆者病，不可不敬畏而远之，所谓时兴六位[1]也。

帝曰：温凉何如？岐伯曰：司气以热，用热无犯，司气以寒，用寒无犯，司气以凉，用凉无犯，司气[2]以温，用温无犯，间气同其主[3]无犯，异其主则小犯之，是谓四畏[4]，必谨察之。帝曰：善。其犯者何如？岐伯曰：天气反时，则可依时[5]，反胜其主[6]则可犯，以平为期，而不可过，是谓邪气反胜者，故曰：无失天信[7]，无逆气宜[8]，无翼[9]其胜，无赞[10]其复，是谓至治。

【注释】

①时兴六位：时，指一年；兴，即兴起。六位，一年中，初、二、三、四、五、终六气之位。此谓一岁之中有应时而起之六位，每位各主六十日零八十七刻半各有寒热温凉之四气，皆宜远而勿犯。

②司气：司天、司地之气。

③间气同其主：左右四间气与主气相同。

④四畏：指寒热温凉四气，皆宜敬畏而远避之。

⑤天气反时，则可依时：天气，谓客气，时，谓主气，依，即从。主、客不合，谓之反时。反时者则当从主气。

⑥反胜其主：客气胜于主气。如夏反寒，冬反热。春反凉，秋反温。

⑦天信：信，信用。天气根据时令而有一定变迁。

⑧气宜：六气之宜忌。如热者宜寒，寒者宜热，温者宜凉，凉者宜温。

⑨翼：帮助，辅助。

⑩赞：同翼。

五运气行主岁之纪，其有常数[1]乎？岐伯曰：臣请次之。

甲子　甲午岁：

上少阴火　中太宫土运　下阳明金　热化二[2]，雨化五[3]，燥化四[4]，所谓正化日[5]也。其化[6]上咸寒[7]，中苦热，下酸热，所谓药食宜也。

乙丑乙　未岁：

上太阴土　中少商金　下太阳水　寒化热化胜复同[8]，所谓邪气化[9]日也。灾七宫[10]。湿化五，清化四，寒化六，所谓正化日也。其化上苦热，中酸和，下甘热，所谓药食宜也。

【注释】

①常数：正常，一般。

②热化二：子午上临少阴君火司天，君火之气热，火之生数为二，故云热化二。

③雨化五：甲己土运太过，土气蒸而为雨，土数为五，故云雨化五。

④燥化四：子午年，在泉为阳明燥金，四为金之生数，故云燥化四。

⑤正化日：正气所化之日。

⑥其化：指气化所致之流行病，时令病。

⑦上咸寒、中苦热，下酸热：其化病宜用的药、食性味。

⑧寒化热化胜复同：寒化，金运之子来复之气；热化，金运不及火来乘之。同，乙丑、乙未二年与此相同。

⑨邪气化：胜气、复气，皆非正气所化，而是邪气所化。

⑩灾七宫：灾，胜复之邪所致之病灾；七宫，正西方兑宫金也，指肺与大肠。

丙寅　丙申岁：

上少阳相火　中太羽水运　下厥阴木　火化二，寒化六，风化三，所谓正化日也。其化上咸寒，中咸温，下辛温，所谓药食宜也。

丁卯（岁会）丁酉岁：

上阳明金　中少角木运　下少阴火　清化热化胜复同，所谓邪气化日也，灾三宫[①]，燥化九，风化三，热化七，所谓正化日也。其化上苦小温，中辛和，下咸寒，所谓药食宜也。

戊辰　戊戌岁：

上太阳水　中太徵火运　下太阴土　寒化六，热化七，湿化五，所谓正化日也。其化上苦温，中甘和，下甘温，所谓药食宜也。

己巳　己亥岁：

上厥阴木　中少宫土运　下少阳相火　风化清化胜复同。所谓邪气化日也，灾五宫[②]。风化三，湿化五，火化二（新校正：己巳热化七，己亥热化二，）所谓正化日也。其化上辛凉，中甘和，下咸寒，所谓药食宜也。

庚午（同天符）庚子（同天符）岁：

上少阴火　中太商金运　下阳明金　热化七，清化九，燥化九，所谓正化日也。其化上咸寒，中辛温，下酸温，所谓药食宜也。

辛未（同岁会）辛丑（同岁会）岁：

上太阴土　中少羽水运　下太阳水　雨化风化胜复同，所谓邪气化日也，灾一宫[③]。雨化五，寒化一[④]，所谓正化日也。其化上苦热，中苦和，下苦热，所谓药食宜也。

【注释】

①三宫：正东之方位，肝胆所在。

②五宫：中央，脾胃所在。

③一宫：正北方位，肾、膀胱所在。

④寒化一：一为水之生数，少羽之化气也，运与在泉皆属寒水，故寒化一。

壬申（同天符）壬寅（同天符）岁：

上少阳相火　中太角木运　下厥阴木　火化二，风化八，所谓正化日也。其化上咸寒，中酸和，下辛凉，所谓药食宜也。

癸酉（同岁会）癸卯（同岁会）岁：

上阳明金　中少徵火运　下少阴火　寒化雨化胜复同，所谓邪气化日也，灾九宫。燥化九，热化二，所谓正化日也。其化上苦小温，中咸温，下咸寒，所谓药食宜也。

甲戌（岁会同天符）甲辰（岁会同天符）岁：

上太阳水　中太宫土运　下太阴土　寒化六，湿化五，正化日也。其化上苦热，中苦温，下苦温，药食宜也。

乙亥　乙巳岁：

上厥阴木　中少商金运　下少阳相火　热化寒化胜复同，邪气化日也，灾七宫。风化八，清化四，火化二，正化度也。其化上辛凉，中酸和，下咸寒，药食宜也。

丙子（岁会）丙午岁：

上少阴火　中太羽水运　下阳明金　热化二，寒化六，清化四，正化度也。其化上咸寒，中咸热，下酸温，药食宜也。

丁丑　丁未岁：

上太阴土　中少角木运　下太阳水　清化热化胜复同，邪气化度也，灾三宫。雨化五，风化三，寒化一，正化度也。其化上苦温，中辛温，下甘热，药食宜也。

戊寅（天符）　戊申（天符）岁：

上少阳相火　中太徵火运　下厥阴木　火化七，风化三，正化度也。其化上咸寒，中甘和，下辛凉，药食宜也。

己卯　己酉岁：

上阳明金　中少宫土运　下少阴火　风化清化胜复同，邪气化度也，灾五宫。清化九。雨化五。热化七，正化度也。其化上苦小温，中甘和，下咸寒，药食宜也。

庚辰　庚戌岁：

上太阳水　中太商金运　下太阴土　寒化一，清化九，雨化五，正化度也。其化上苦热，中辛温，下甘热，药食宜也。

辛巳　辛亥岁：

上厥阴木　中少羽水运　下少阳相火　雨化风化胜复同，邪气化度也，灾一宫。风化三，寒化一，火化七，正化度也。其化上辛凉，中苦和，下咸寒，药食宜也。

壬午　壬子岁：

上少阴火　中太角木运　下阳明金　热化二，风化八，清化四，正化度也。其化上咸寒，中酸凉，下酸温，药食宜也。

癸未　癸丑岁：

上太阴土　中少徵火运　下太阳水　寒化雨化胜复同，邪气化度也，灾九宫。雨化五，火化二，寒化一，正化度也。其化上苦温，中咸温，下甘热，药食宜也。

甲申　甲寅岁：

上少阳相火　中太宫土运　下厥阴木　火化二，雨化五，风化八，正化度也。其化上咸寒，中咸和，下辛凉，药食宜也。

乙酉（太乙天符之）乙卯（天符）岁：

上阳明金　中少商金运　下少阴火　热化寒化胜复同，邪气化度，也灾七宫。燥化四，清化四，热化二，正化度也，其化上苦小温，中苦和，下咸寒，药食宜也。

丙戌（天符）丙辰（天符）岁：

上太阳水　中太羽水运　下太阴土　寒化六，雨化五，正化度也。其化上苦热，中咸温，下甘热，药食宜也。

丁亥（天符）丁巳（天符）岁：

上厥阴木　中少角木运　下少阳相火　清化热化胜复同，邪气化度也，灾三宫。风化三。火化七。正化度也。其化上辛凉，中辛和，下咸寒，药食宜也。

戊子（天符）戊午（太乙天符）岁：

上少阴火　中太徵火运　下阳明金　热化七，清化九，正化度也。其化上咸寒，中甘寒，下酸温，药食宜也。

己丑（太乙天符）己未（太乙天符）岁：

上太阴土　中少宫土运　下太阳水　风化清化胜复同，邪气化度，也

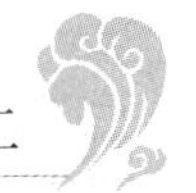

灾五宫。雨化五，寒化一，正化度也。其化上苦热，中甘和，下甘热，药食宜也。

庚寅　庚申岁：

上少阳相火　中太商金运　下厥阴木　火化七，清化九，风化三，正化度也。其化上咸寒，中辛温，下辛凉，药食宜也。

辛卯　辛酉岁：

上阳明金　中少羽水运　下少阴火　雨化风化胜复同，邪气化度也，灾一宫。清化九，寒化一，热化七，正化度也。其化上苦小温，中苦和，下咸寒，药食宜也。

壬辰　壬戌岁：

上太阳水　中太角木运　下太阴土　寒化六，风化八，雨化五，正化度也。其化上苦温，中酸和，下甘温，药食宜也。

癸巳（同岁会）癸亥（同岁会）岁：

上厥阴木　中少徵火运　下少阳相火　寒化雨化胜复同　邪气化度也，灾九宫。风化八，火化二，正化度也。其化上辛凉，中咸和，下咸寒，药食宜也。

凡此定期之纪[①]，胜复[②]正化，皆有常数，不可不察。故知其要者，一言而终，不知其要，流散无穷，此之谓也。

【注释】

①定期之纪：即定期之纪年。以上从甲子始，凡三十岁为一纪，六十岁为一周，周而复始，是为定期之纪。

②胜复：先有胜，后有复，胜则必复。

帝曰：善。五运之气，亦复岁[①]乎？岐伯曰：郁极乃发，待时而作也。帝曰：愿闻其所谓也？岐伯曰：五常之气，太过不及，其发异也。帝曰：愿卒闻之。岐伯曰：太过者暴，不及者徐，暴者为病甚，徐者为病持[②]。帝曰：太过不及，其数何如？帝曰：太过者其数成[③]，不及者其数生，土常以生[④]也。

【注释】

①复岁：复，报复也，岁，岁气也。

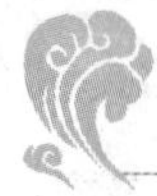

②持：持，坚持。进退缠绵，相持不退。

③其数成：数，五行之生成数。生数为不及，成数为太过。

④土常以生：土不用成数，只用生数。

帝曰：其发也何如？岐伯曰：土郁之发，岩谷震惊，雷殷气交，挨昏黄黑，化为白气，飘骤高深，击石飞空[①]，洪水乃从，川流漫衍，田牧土驹[②]。化气乃敷，善为时雨，始生始长，始化始成。故民病心腹胀，肠鸣，而为数后，甚则心痛、胁䐜、呕吐、霍乱、饮发、注下、胕肿、身重。云奔雨府，霞拥朝阳，山泽埃昏，其乃发也。以其四气，云横天山，浮游生灭、怫之先兆。

【注释】

①击石飞空：雨点粗大，落于石块之上，雨点反飞溅于空中。王冰云：气疾骤雨，岸落山化，大水横流，石迸势急，高山落谷，击石先飞，而洪水碎至也。

②田牧土驹：形容洪水退去之后，田野上土石嵬然，有如群驹牧于田野。

金郁之发，天洁地明，风清气切，大凉乃举，草树浮烟[①]，燥气以行，霿雾数起，杀气来至，草木苍干，金乃有声。故民病咳逆，心胁满，引少腹，善暴痛，不可反侧，嗌干面尘，色恶，山泽焦枯，土凝霜卤，怫乃发也。其气五，夜零[②]白露，林莽声凄，怫之兆也。

【注释】

①浮烟：薄雾。

②零：落，下降。

水郁之发，阳气乃辟[①]，阴气暴举，大寒乃至，川泽严凝，寒雰[②]结为霜雪，甚则苍黑昏翳，流行气交，乃为霜杀，水乃见祥。故民病寒客心痛，腰脽痛，大关节不利，屈伸不便，善厥逆，痞坚，腹满，阳光不治，空积沉阴，白埃昏暝，而乃发也。其气二火前后[③]，太虚深玄[④]，气犹麻散[⑤]，微见而隐，色黑微黄，怫之先兆也。

【注释】

①辟：躲避。

②寒雰：寒冷之白气，落地如冰。

③二火前后：即君火之后，相火之前。

④深玄：言高远而色黯黑。

⑤麻散：散乱如麻。

木郁之发，太虚埃昏，云雾以扰，大风乃至，屋发折木，木有变。故民病胃脘当心而痛，上支两胁，膈咽不通，食欲不下，甚则耳鸣眩转，目不识人，善暴僵仆。太虚苍埃，天山一色，或为浊色，黄黑郁若，横云不起雨，而乃发也，其气无常。长川草偃[①]，柔叶呈阴[②]，松吟高山，虎啸岩岫[③]，怫之先兆也。

【注释】

①长川草偃：长川，长长流水；草偃，草被大风吹倒，伏于地上。

②柔叶呈阴：草木之叶，被大风吹翻，露出背面。

③松吟高山，虎啸岩岫：形容高山岩岫之间的风声。

火郁之发，太虚肿[①]翳，大明不彰，炎火行，大暑至，山泽燔燎，材木流津，广厦腾烟，土浮霜卤，止水[②]乃减，蔓草焦黄，风行惑言[③]，湿化乃后。故民病少气，疮疡痈肿，胁、腹、胸、背、面首、四肢䐜愤，胪胀疡痱，呕逆瘛疭，骨痛，节乃有动，注下温疟，腹中暴痛，血溢流注，精液乃少，目赤心热，甚则瞀闷懊恼，善暴死。刻终大温[④]，汗濡玄府，其乃发也，其气四。动复则静，阳极反阴，湿令乃化，乃成，华发水凝，山川冰雪，焰阳午泽[⑤]，怫之先兆也。

有怫之应，而后报也，皆观其极而乃发也。木发无时，水随火也，谨候其时，病可与期，失时反岁，五气不行，生化收藏，政无恒也。

【注释】

①肿：肿字或错，当作曛，形容天空曛翳昏昧。

②止水：池水。

③风行惑言：风声扰乱，听不清人们语言。

④刻终大温：刻终，丑时末，寅时初。大温，天气炎热。

⑤焰阳午泽：焰阳，阳气上腾。午泽，面南之泽。

帝曰：水发而雹雪，土发而飘骤，木发而毁折，金发而清明，火发而曛昧，

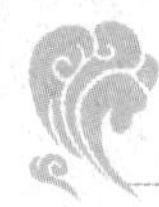

何气使然？岐伯曰：气有多少[①]，发有微甚，微者当其气，甚者兼其下[②]，征其下气而见可知也[③]。帝曰：善。五气之发，不当位者何也？岐伯曰：命其差。帝曰：差有数[④]乎？岐伯曰：后皆三十度而有奇也[⑤]。

【注释】

①气有多少：五运之气，有太过与不及。

②下：六气之下，各有承气，如水位之下，土气承之，火位之下，水气承之，等等。

③征其下气而见可知也：征，征询；下气，承气；见，所见之征象。

④数：日数。

⑤后皆三十度而有奇也：后，自始至终；度，日也；三十度有奇，一月之数；奇，余头，零头，即四十三刻七分半，也即八十七刻半的二分之一。

帝曰：气至而先后[①]者何？岐伯曰：运太过则其至先，运不及则其至后，此候之常也。帝曰：当时而至者何也？岐伯曰：非太过，非不及，则至当时，非是者眚也。

帝曰：善。气有非时而化[②]者何也？岐伯曰：太过者，当其时，不及者，归其己胜[③]也。帝曰：四时之气，至有早晏高下左右，其候何如？岐伯曰：行有逆顺，至有迟速，故太过者化先天，不及者化后天。

帝曰：愿闻其行何谓也？岐伯曰：春气西行，夏气北行，秋气东行，冬气南行。故春气始于下，秋气始于上，夏气始于中，冬气始于标[④]。春气始于左，秋气始于右，冬气始于后，夏气始于前，此四时正化之常。故至高之地，冬气常在，至下之地，春气常在[⑤]，必谨察之。帝曰：善。

【注释】

①气至而先后：气，指时令之气；未应至而至，为先；应至而不至，为后。

②非时而化：气不应时，如清肃之气见于春，寒冷之气见于夏。

③归其己胜：己胜，为我所胜也。如春凉，夏寒，秋热，冬雨，皆为归其己胜。

④标：外表所在。

⑤至高之地，冬气常在，至下之地，春气常在：王冰注，高山之巅，

盛夏冰雹，污下川津，严冬草生，常在之义明矣。

黄帝问曰：五运六气之应见[①]，六化之正，六变之纪，何如？岐伯对曰：夫六气正纪，有化有变，有胜有复，有用有病，不同其候[②]，帝欲何乎？帝曰：愿尽闻之。岐伯曰：请遂言之。

【注释】

①应见：相应而见到者。

②候：察现象而之本质，谓之候。

夫气之所至也，厥阴所至为和平，少阴所至为暄，太阴所至为埃溽，少阳所至为炎暑，阳明所至为清劲，太阳所至为寒氛，时化之常[①]也。

厥阴所至为风府[②]，为璺启[③]；少阴所至为火府，为舒荣[④]；太阴所至为雨府，为员盈[⑤]；少阳所至为热府，为行出[⑥]；阳明所至为司杀府[⑦]，为庚苍[⑧]；太阳所至为寒府，为归藏；司化之常[⑨]也。

【注释】

①时化之常：四时气候正化之常态。

②风府：风，谓旺盛之生气，物聚之处谓之府。

③璺启：撕裂未破谓之璺，开坼谓之启。此言植物生出萌芽。

④舒荣：舒展而荣美。

⑤员盈：肥美丰盛。

⑥行出：阳气旺盛而外达。

⑦杀府：肃杀之处。

⑧庚苍：金从木化。

⑨司化之常：司，主也；化，六气之正化。

厥阴所至为生，为风摇[①]；少阴所至为荣，为形见[②]；太阴所至为化，为云雨；少阳所至为长，为蕃鲜；阳明所至为收，为雾露；太阴所至为藏，为周密。气化之常也。

厥阴所至为风生，终为肃；少阳所至为热生，中为寒；太阴所至为湿生，终为注雨；少阳所至为火生，终为蒸溽；阳明所至为燥生，终为凉；太阳所至为寒生，中为温。德化之常也。

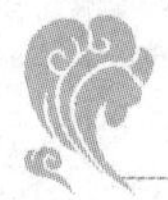

厥阴所至为毛化，少阴所至为羽[3]化，太阴所至为倮化，少阳所至为羽[4]化，阳明所至为介化，太阳所至为鳞化。德化之常也。

【注释】

①风摇：风性动，则物摇摆。

②形见：物荣之形。

③羽：羽翼飞行之类，如鸟羽。

④羽：如蜂蝶之羽，薄而透明之类。

厥阴所至为生化，少阴所至为荣化，太阴所至为濡化，少阳所至为茂化，阳明所至为坚化，太阳所至为藏化，布政[1]之常也。

厥阴所至为飘怒大凉[2]，少阴所至为大暄寒[3]，太阴所至为雷霆骤注烈风[4]，少阴所至为飘风燔燎霜凝[5]，阳明所至为散落温[6]，太阳所至为寒雪冰雹白埃，气变之常也。

【注释】

①布政：政，物从气布而化。

②飘怒大凉：飘怒，风木过亢之变；大凉，金气来承之象。

③大暄寒：大暄，火盛之象；寒，水来承制之变。

④雷霆骤注烈风：雷霆骤注，湿土太盛之象，烈风，风木承制之象。

⑤飘风燔燎霜凝：飘风，旋风也；燔燎，火盛之象；霜凝，水气承之之象。

⑥散落温：散落，金气之象，温，火气也。

厥阴所至为挠动，为迎随[1]；少阴所至为高明焰，为曛；太阴所至为沉阴，为白埃，为晦暝；少阳所至为光显，为彤云[2]，为曛；阳明所至为烟埃，为霜，为劲切，为凄鸣；太阳所至为刚固，为坚芒[3]，为立[4]。令行[5]之常也。

厥阴所至为里急[6]，少阴所至为疡胗身热，太阴所至为积饮否隔[7]，少阳所至为嚏呕，为疮疡，阳明所至为浮虚[8]，太阳所至为屈伸不利，病之常也。

【注释】

①迎随：往来。

②彤云：泽气上蒸之象。

③坚芒：坚硬、细微而锋利。

④立：物已成熟。

⑤令行：行使，不可违抗。

⑥里急：里气抽搐挛缩。

⑦积饮否隔：水饮停积，胸膈痞满。

⑧浮虚：皮肤肿胀。

厥阴所至为支痛[①]；少阴所至为惊惑，恶寒，战栗，谵妄；太阴所至为稸满[②]；少阳所至为惊躁，瞀昧，暴病；阳明所至为鼽，尻阴股膝髀腨骺足病；太阳所至为腰痛；病之常也。

厥阴所至为緛戾[③]，少阴所至为悲妄，衄蔑[④]，太阴所至为中满，霍乱吐下，少阳所至为喉痹，耳鸣，呕涌[⑤]，阳明所至为皴揭[⑥]，太阳所至为寝汗痉，病之常也。

厥阴所至为胁痛，呕泄；少阴所至为语笑；太阴所至为重胕肿；少阳所至为暴注，瞤瘛，暴死；阳明所至为鼽嚏；太阳所至为流泄[⑦]，禁止[⑧]；病之常也。

【注释】

①支痛：胸胁中如有物横撑而痛。

②稸满：腹部胀满。

③緛戾：短缩扭曲。

④蔑：血污。

⑤涌：涌也。

⑥皴揭：皮肤粗糙皴裂。

⑦流泄：二便失禁。

⑧禁止：二便不通。

凡此十二变[①]者，报德以德[②]，报化以化，报政以政，报令以令，气高则高，气下则下，气后则后，气前则前，气中则中，气外则外，位之常也。故风胜则动，热胜则肿，燥胜则干，寒胜则浮，湿胜则濡泄，甚则水闭胕肿，随气所在，以言其变耳。

帝曰：愿闻其用[③]也。岐伯曰：夫六气之用，各归不胜而为化[④]，故太

阴雨化，施于太阳；太阳寒化，施于少阴；少阴热化，施于阳明；阳明燥化，施于厥阴；厥阴风化，施于太阴；各命其所在以征之也。

帝曰：自得其为何如？岐伯曰：自得其位常化也。

帝曰：愿闻所在也。岐伯曰：命其位而方月[⑤]可知也。

【注释】

①十二变：十二节之变化。

②报德以德：六气给予万物德、化、政、令之作用，使万物得其气而发育成熟，以其发育之结果，报答六气。

③用：运气施化之作用。

④归不胜而为化：归，加于；不胜，被克制之气；化，变化。

⑤方月：方，方隅；月，十二月份，古人将十二月划分于四方，如正、二、三，三个月属东方，四、五、六三个月属南方等。

帝曰：六位之气[①]盈虚何如？岐伯曰：太少[②]异也。太者之至徐而常，少者暴而亡[③]。

帝曰：天地之气盈虚何如？岐伯曰：天气不足，地气随之，地气不足，天气从之，运居其中，而常先也。恶所不胜[④]，归所同和[⑤]，随运归从[⑥]，而生其病也。故上胜则天气降而下，下胜则地气迁而上[⑦]，多少而差其分[⑧]，微者小差，甚者大差，甚则位易气交，易则大变生而病作矣。《大要》曰：甚纪五分，微纪七分，其差可见，此之谓也。

【注释】

①六位之气：主时之六气。

②太少：六阳年为太，六阴年为少。

③暴而亡：突然死亡。

④恶所不胜：憎恶所不胜之气。

⑤归所同和：岁运与司天之气相同。

⑥随运归从：随和五运而变化。

⑦上胜则天气降而下，下胜则地气迁而上：上，司天之气；下，在泉之气。胜者，有余之气。

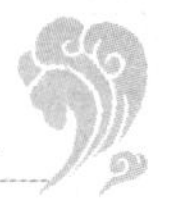

⑧多少而差其分：多少，指胜气之多少；胜气多少，也即胜气之微甚，微甚之间，自有不同变化，故曰差其分。

帝曰：善。《论》言：热无犯热，寒无犯寒，余欲不远寒，不远热，奈何？岐伯曰：悉乎哉问也。发表不远热，攻里不远寒。

帝曰：不发不攻，而犯寒犯热，何如？岐伯曰：寒热内贼，其病益甚。

帝曰：愿闻无病者何如？岐伯曰：无者生之，有者甚之。

帝曰：生者何如？岐伯曰：不远热则热至，不远寒则寒至，寒至则坚否，腹满，痛急，下利之病生矣，热至则身热，吐下，霍乱，痈疽，疮疡，瞀郁，注下，瞤瘛，肿胀，呕，鼽衄，头痛，骨节变，肉痛，血溢，血泄，淋闷之病生矣。

帝曰：治之奈何？岐伯曰：时必顺之[①]，犯者治以胜[②]也。

黄帝问曰：妇人重身，毒之何如？岐伯曰：有故无殒，亦无陨也。

帝曰：愿闻其故，何谓也？岐伯曰：大积大聚，其可犯也，衰其太半而止，过者死。

帝曰：善。郁之甚者，治之奈何？岐伯曰：木郁达之，火郁[③]发之，土郁夺[④]之，金郁泄[⑤]之，水郁折[⑥]之。然调其气，过者折之，以其畏[⑦]也，所谓泻之。帝曰：假[⑧]者何如？岐伯曰：有假其气，则无禁也，所谓主气不足，客气胜也。

帝曰：至哉，圣人之道！天地大化，运行之节，临御之纪，阴阳之政，寒暑之令，非夫子孰能通之，请藏之灵兰之室，署曰《六元正纪》，非斋戒[⑨]，不敢视，慎传也。

【注释】

①时必顺之：春宜凉，夏宜寒，秋宜温，冬宜热，此顺之之意。

②治以胜：治以所胜之气，如寒者热之，热者寒之。

③郁：抑郁不发。

④夺：发散、催吐、攻下、疏利。

⑤泄：这里指泻肺气。

⑥折：降其冲逆，也指培土以制水，壮火以驱寒等治法。

⑦以其畏：抑制之药物。

⑧假：借。

⑨斋戒：全心全意地遵守，摈除不良习性。

［编者按］本篇总论了六十纪年不同的气化规律，六气所至时之自然现象，万物变化特征、气候变化特点，人类健康状态与疾病证候表现，以及对五运六气的胜、复、郁、发的自然现象及其所致疾病之病证和治法；在论述治法时，指出选择治法不但须适应天时气候，还要注意根据疾病之性质和特点，灵活运用。更示人以气候之常变，来调整自己的衣食起居，从而适应天时而保持健康。

至真要大论

黄帝问曰：五气交合，盈虚更作[①]，余知之矣，六气分治，司天地者，其至何如？岐伯再拜对曰：明乎哉问也！天地之大纪[②]，人神之通应[③]也。

帝曰：愿闻上合昭昭，下合冥冥[④]，奈何？岐伯曰：此道之所主，工之所疑[⑤]也。

帝曰：愿闻其道[⑥]也。岐伯曰：厥阴司天，其化以风。少阴司天，其化以热。太阴司天，其化以湿。少阳司天，其化以火。阳明司天，其化以燥。太阳司天，其化以寒。以所临藏位[⑦]，命其病者也。

帝曰：地化奈何？岐伯曰：司天同候，间气皆然。

帝曰：间气何谓？岐伯曰：司左右者，是谓间气也。

帝曰：何以异之？岐伯曰：主岁者纪岁，间气者纪步也。

【注释】

①盈虚更作：盈，有余；虚，不及。更作，交替。五运太过不及之往来交替。

②天地之大纪：天地变化之基本规律。

③人神之通应：神，人体内部生命活动之主宰。人体内部活动与天地自然之变化相一致。

④上合昭昭，下合冥冥：上，司天；下，在泉。人与天地相适应。

⑤工之所疑：工，医者。所疑，不清楚。

⑥道：此指医学理论。

⑦所临藏位：指六气之主气与人体内脏之关系，主气不动，应于人体之五脏。天之六气，主客加临，即有变化，人体五脏也会随之而发生与其响应之变化。

帝曰：善。岁主奈何？岐伯曰：厥阴司天为风化，在泉为酸化，司气[①]为苍化，间气为动化；少阴司天为热化，在泉为苦化，不司气化，居气[②]为灼化；太阴司天为湿化，在泉为甘化，司气为黅化，间气为柔化；少阳司天为火化，在泉为苦化，司气为丹化，间气为明化；阳明司天为燥化，在泉为辛化，司气为素化，间气为清化；太阳司天为寒化，在泉为咸化，司气为玄化，间气为藏化。故治病者，必明六化分治，五味五色所生，五藏所宜，乃可以言盈虚病生之绪也。

【注释】

①司气：司六气和岁运之气化。

②居气：对少阴君火之尊称，居气也属间气。

帝曰：厥阴在泉而酸化，先余知之矣，风化之行也何如？岐伯曰：风行于地，所谓本也[①]，余气同法。本乎天[②]者，天之气也，本乎地[③]者，地之气也，天地合气，六节[④]分而万物化生矣。故曰：谨候气宜[⑤]，无失病机[⑥]，此之谓也。

【注释】

①风行于地，所谓本也：本，指厥阴之本性。

②天：司天。

③地：在泉。

④六节：即一年之六步。

⑤气宜；同病机，指气运在天之变化情况。

⑥病机：同气宜，指气运在人之变化情况。

帝曰：其主病[①]何如？岐伯曰：司岁备物[②]，则无遗主[③]矣。

帝曰：先[④]岁物何也？岐伯曰：天地之专精[⑤]也。

帝曰：司气者何如？岐伯曰：司气者主岁同，然有余不足也。

帝曰：非司岁物何谓也？岐伯曰：散⑥也，故质同而异等也。气味有薄厚，性用有躁静，治保有多少⑦，力化⑧有浅深，此之谓也。

【注释】

①主病：主治病证之药物。

②司岁备物：根据司岁之年，采集准备药物。每年因气运不同，所生长之药物性用也有区别。治疗疾病各有针对性，故古人司岁备物。

③遗主：遗略之药物。

④先：当作“司”字。

⑤专精：气化之精气。

⑥散：药物气散不专，药力不及。

⑦治保有多少：斟酌用量之多少。

⑧力化：药力所及。

帝曰：岁主藏害①何谓？岐伯曰：以所不胜②命之，则其要也。

帝曰：治之奈何？岐伯曰：上淫于下，所胜平之③，外淫于内，所胜治之。

帝曰：善。平气何如？岐伯曰：谨察阴阳所在而调之，以平为期，正者正治④，反者反治⑤。

【注释】

①岁主藏害：岁主，主岁之运气；藏，五脏；害，病。五运之气，受胜气之制，影响及内脏而发病。

②不胜：五行（五运）受克者为不胜，如金不胜火，木不胜金等。

③平之：平调。

④正者正治：正者，指真寒、真热，或真实、真虚之疾病；正治，指所用治法应治热以寒，治寒以热，实则泄之，虚则补之。

⑤反者反治：反者，指病之假象，如真寒假热证，真热假寒证，至虚有盛候，大实有羸状；反治，指治法应用热性药物治疗假热，用寒性药物治疗假寒等。

帝曰：夫子言察阴阳所在而调之，《论》言人迎与寸口相应，若引绳小大齐等，命曰平。阴之所在，寸口何如？岐伯曰：视岁南北[①]，可知之矣。

帝曰：愿卒闻之。岐伯曰：北政之岁，少阴在泉，则寸口不应；厥阴在泉，则右不应；太阴在泉，则左不应。南政之岁，少阴司天，则寸口不应；厥阴司天，则右不应；太阴司天，则左不应。诸不应者，反其诊[②]则见矣。

帝曰：尺候奈何？岐伯曰：北政之岁，三阴在下，则寸不应；三阴在上，则尺不应。南政之岁，三阴在天，则寸不应；三阴在泉，则尺不应，左右同。故曰：知其要者，一言而终，不知其要，流散无穷，此之谓也。

【注释】

①南北：南政，北政。南政北政有二说：一说五运中除甲己土运为南政以外，其余皆属北政；一说五运中除戊癸火运是南政外，其余皆属北政。

②反其诊：也有两说：一说是把寸部当尺部，尺部当寸部来诊；一说是复手而诊。

帝曰：善。天地之气，内淫而病何如？岐伯曰：岁厥阴在泉，风淫所胜，则地气不明，平野昧，草乃早秀。民病洒洒振寒，善伸数欠，心痛支满，两胁里急，饮食不下，膈咽不通，食则呕，腹胀善噫，得后与气，则快然如衰，身体皆重。

岁少阴在泉，热淫所胜，则焰浮川泽，阴处反明。民病腹中雷鸣，气上冲胸，喘不能久立，寒热，皮肤痛，目瞑，齿痛，顓[①]肿，恶寒发热如疟，少腹中痛，腹大，蛰虫不藏。

岁太阴在泉，草乃早荣，湿淫所胜，则埃昏岩谷，黄反见黑[②]，至阴之交[③]。民病饮积，心痛，耳聋，浑浑炖炖[④]，嗌肿喉痹，阴病血见，小腹痛肿，不得小便，病冲头痛，目似脱，项似拔，腰似折，髀不可以回，腘如结，腨如别。

岁少阳在泉，火淫所胜，则焰明郊野，寒热更至。民病注泄赤白，少腹痛，溺赤，甚则血便，少阴同候[⑤]。

岁阳明在泉，燥淫所胜，则霿雾清瞑。民病喜呕，呕有苦，善太息，心胁痛，不能反转，甚则嗌干面尘，身无膏泽，足外反热。

岁太阳在泉，寒淫所胜，则凝肃惨栗。民病少腹控睾，引腰脊，上冲心痛，血见，嗌痛颔肿。

【注释】

①頔：目下为頔。

②黄反见黑：黄，土色，土色反见于北方水位。

③至阴之交：至阴，太阴土也。至阴之交，仍指土色见于水位，土水二气相互交合。

④浑浑炖炖：浑浑，不明朗；炖炖，暗淡无光。浑浑炖炖，指耳聋，头目不清。

⑤少阴同候：所见病候，同与少阴。少阴之火出自于水，少阳之火出自于地，所出有异，而同为火气，故病候同。

帝曰：善。治之奈何？岐伯曰：诸气在泉，风淫于内，治以辛凉，佐以苦，以甘缓之，以辛散之；热淫于内，治以咸寒，左以甘苦，以酸收之，以苦发之；湿淫于内，治以苦热，左以酸淡，以苦燥之，以淡泄之；火淫于内，治以咸冷，佐以苦辛，以酸收之，以苦发之；燥淫于内，治以苦温，佐以甘辛，以苦下之；寒淫于内，治以甘热，佐以苦辛，以咸泻之，以辛润之，以苦坚之。帝曰：善。天气之交何如？岐伯曰：厥阴司天，风淫所胜，则太虚埃昏，云物以扰，寒生春气，流水不冰，蛰虫不出。民病胃脘当心而痛，上支两胁，膈咽不通，饮食不下，舌本强食。则呕，冷泄腹胀，溏泄，瘕水闭，病本于脾。冲阳[①]绝，死不治。

少阴司天，热淫所胜，怫热至，火行其政。民病胸中烦热，嗌干，右胠满，皮肤痛，寒热咳喘，大雨且至，唾血，血泄，鼽衄，嚏呕，溺色变，甚则疮疡胕肿，肩背臂臑及缺盆中痛，心痛肺䐜，腹大满，膨膨而喘咳，病本于肺。尺泽[②]绝，不治死。

太阴司天，湿淫所胜，则沉阴且布，雨变枯槁。胕肿骨痛，阴痹，阴痹者按之不得，腰脊头项痛，时眩，大便难，阴气不用，饥不欲食，咳唾则有血，心如悬，病本于肾。太谿[③]绝，死不治。

少阳司天，火淫所胜，则温气流行，金政不平。民病头痛，发热恶寒而疟，热上皮肤痛，色变黄赤，传而为水，身面胕肿，腹满仰息，泄注赤白，疮疡，咳唾血，烦心，胸中热，甚则鼽衄，病本于肺。天府[④]绝，死不治。

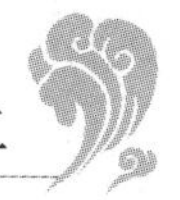

阳明司天，燥淫所胜，大凉革候，则木乃晚荣，草乃晚生，名木敛，生菀于下，草焦上首，蛰虫来见。民病左胠胁痛，寒清于中，感而疟，咳，腹中鸣，注泄鹜溏，心胁暴痛，不可反侧，嗌干面尘，腰痛，丈夫颓疝，妇人少腹痛，目昧，眦疡，疮痤痈，筋骨内变，病本于肝。太冲[5]绝，死不治。

太阳司天，寒淫所胜，则寒气反至，水且冰，运火炎烈，雨暴乃雹。血变于中，发为痈疡，民病厥心痛，呕血血泄，鼽衄，善悲，时眩仆，胸腹满，手热肘挛，掖肿，心澹澹大动，胸胁胃脘不安，面赤目黄，善噫嗌干，甚则色炲，渴而欲饮，病本于心。神门[6]绝，死不治。所谓动气，知其藏也。

【注释】

①冲阳：穴名；足胕上，脉动应手，候胃气。

②尺泽：穴名，肘内廉横纹中，候肺气。

③太谿：穴名，足内踝后跟骨上，脉动应手，候肾气。

④天府：穴名，臂臑内廉腋下三寸，脉动应手，候肺气。

⑤太冲：穴名，足大趾本节后二寸，脉动应手，候肝气。

⑥神门：穴名，手掌后锐骨端，脉动应手，候心气。

帝曰：善。治之奈何？岐伯曰：司天之气，风淫所胜，平[1]以辛凉，佐以苦甘，以甘缓之，以酸泻之；热淫所胜，平以咸寒，左以苦甘，以酸收之；湿淫所胜，平以苦热，佐以酸辛，以苦燥之，以淡泻之；湿上甚而热，治以苦温，佐以甘辛，以汗为故而止；火淫所胜，平以酸冷，佐以苦甘，以酸收之，以苦发之，以酸收之；热淫同；燥淫所胜，平以苦湿[2]，佐以酸辛，以苦下之；寒淫所胜，平以辛热，佐以甘苦，以咸泻之。

【注释】

①平：治病之法，在天曰平。

②湿：湿当作温。

帝曰：善。邪气反胜[1]，治之奈何？岐伯曰：风司于地[2]，清反胜[3]之，治以酸温，佐以苦甘，以辛平之；热司于地，寒反胜之，治以甘热，佐以苦辛，以咸平之；湿司于地，热反胜之，治以苦冷，佐以咸甘，以苦平之；火司于地，寒反胜之，治以甘热，佐以苦辛，以咸平之；燥司于地，热反胜之，治以平寒，

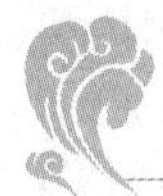

佐以苦甘，以酸平之，以和为利；寒司于地，热反胜之，治以咸冷，佐以甘辛，以苦平之。

【注释】

①邪气反胜：克我者为邪，如风木司天或在泉，燥金之气来克，是为反胜。

②风司于地：风，指厥阴风木之气；地，指在泉之气。

③清反胜：清，金气；反胜，即克我者。下面如此句法，皆以类推之。

帝曰：其司天邪胜[①]何如？岐伯曰：风化于天[②]，清反胜之，治以酸温，佐以甘苦；热化于天，寒反胜之，治以甘温，佐以苦酸辛；湿化于天，热反胜之，治以苦寒，佐以苦酸；火化于天，寒反胜之，治以甘热，佐以苦辛；燥化于天，热反胜之，治以辛寒，佐以苦甘；寒化于天，热反胜之，治以咸冷，佐以苦辛。

【注释】

①其司天邪胜：其病，由于司天之气被邪气所胜。

②风化于天：即厥阴风木司天。以下“热化于天”等此类句法，皆当仿此。

帝曰：六气相胜，奈何？岐伯曰：厥阴之胜，耳鸣头眩，愦愦欲吐，胃膈如寒，大风数举，倮虫不滋，胠胁气并，化而为热，小便黄赤，胃脘当心而痛，上支两胁，肠鸣飧泄，少腹痛，注下赤白，甚则呕吐，膈咽不通。

少阴之胜，心下热，善饥，脐下反动，气游三焦，炎暑至，木乃津，草乃萎，呕逆，躁烦，腹满痛，溏泄，传为赤沃[①]。

太阴之胜，火气内郁，疮疡于中，流散于外，病在胠胁，甚则心痛，热格[②]，头痛，喉痹，项强，独胜则湿气内郁，寒迫下焦，痛留项，互引眉间，胃满，雨数至，燥化乃见[③]，少腹满，腰脽重强，内不便，善注泄，足下温，头重，足胫胕肿，饮发于中，胕肿于上。

少阳之胜，热客于胃，烦心心痛，目赤欲呕，呕酸善饥，耳痛溺赤，善惊谵妄，暴热消烁，草萎水涸，介虫乃屈，少腹痛，下沃赤白。

阳明之胜，清发于中，左胠胁痛，溏泄，内为嗌塞，外发癞，大凉肃杀，华英改容，毛虫乃殃，胸中不便，嗌塞而咳。

太阳之胜，凝栗且至，非时水冰，羽乃后化，寒厥入胃，则内生心痛，

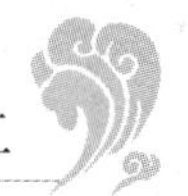

阴中乃疡[4]，隐曲不利，互引阴股，筋肉拘苛，血脉凝泣，络满变色，或为血泄，皮肤否肿，腹满食减，热反上行，头项囟顶脑户中痛，目如脱，寒入下焦，传为濡泄。

【注释】

①赤沃：大便下血、小便尿血，为赤沃。

②热格：热气阻隔于上。

③燥化乃见：燥，恐为“湿”字之误。

④阴中乃疡：阴部患疮疡。

帝曰：治之奈何？岐伯曰：厥阴之胜，治以甘清，佐以苦辛，以酸泻之。

少阴之胜，治以辛寒，佐以苦咸，以甘泻之。

太阴之胜，治以咸热，佐以辛甘，以苦泻之。

少阳之胜，治以辛寒，佐以甘咸，以甘泻之。

阳明之胜，治以酸温，佐以甘辛，以苦泻之。

太阳之胜，治以甘热[1]，佐以辛酸，以咸泻之。

【注释】

①甘热：甘热之甘，恐是“苦”字之误。

帝曰：六气之复何如？岐伯曰：悉乎哉问也。厥阴之复，少腹坚满，里[1]急暴痛，偃木飞沙，倮虫不荣。厥心痛，寒发呕吐，饮食不入，入而复出，筋骨繇并，掉眩清厥，甚则入脾，食痹而吐，冲阳绝，死不治。

少阴之复，燠热内作，烦躁鼽嚏，少腹绞痛。火见燔焫，嗌燥，分注时至，气动于左，上行于右，咳，皮肤痛，暴喑，心痛，郁冒不知人，乃洒淅恶寒，振栗，谵妄，寒已而热，渴而欲饮，少气，骨痿，隔肠不便，外为浮肿，哕噫，赤气后化[2]，流水不冰，热气大行，介虫不复，病疿疹疮疡，痈疽痤痔，甚则入肺，咳而鼻渊。天府绝，死不治。

太阴之复，湿变乃举，体重，中满，食饮不化，阴气上厥，胸中不便，饮发于中，咳喘有声。大雨时行，鳞见于陆[3]。头顶痛重，而掉瘛尤甚，呕而密默，呕吐清液，甚则入肾，窍泻无度，太谿绝，死不治。

少阳之复，大热将至，枯燥燔热，介虫乃耗。惊瘛咳衄，心热烦躁，

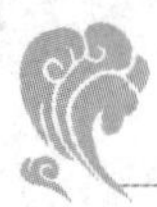

便数憎风，厥气上行，面如浮埃，目乃瞤瘛火，火气内发，上为口糜，呕逆，血溢血泄，发而为疟，恶寒鼓栗，寒极反热，嗌络焦槁，渴引水浆，色变黄赤，少气脉痿，化而为水，传为胕肿，甚则入肺，咳而血泄。尺泽绝，死不治。

阳明之复，清气大举，森木苍干，毛虫乃厉。病生胠胁，气归于左，善太息，甚则心痛，否满，腹胀而泄，呕苦，咳哕，烦心，病在膈中，头痛，甚则入肝，惊骇筋挛，太冲绝，死不治。

太阳之复，厥气上行，水凝雨冰，羽虫乃死。心胃生寒，胸膈不利，心痛否满，头痛善悲，时眩仆，食减，腰脽反痛，屈伸不便，地裂冰坚，阳光不治，少腹控睾，引腰脊，上冲心，唾出清水，及为哕噫，甚则入心，善忘善悲。神门绝，死不治。

【注释】

①里：腹胁之内。

②赤气后化：火气行令推迟。

③鳞见于陆：雨水暴发，鱼类游于陆地。

帝曰：善。治之奈何？岐伯曰：厥阴之复，治以酸寒，佐以甘辛，以酸泻之，以甘缓之。

少阴之复，治以咸寒，佐以苦辛，以甘泻之，以酸收之，辛苦发之，以咸耎之。

太阴之复，治以苦热，佐以酸辛，以苦泻之，燥之泄之。

少阳之复，治以咸冷，佐以苦辛，以咸耎之，以酸收之，辛苦发之，发不远热[①]，无犯温凉，少阴同法。

阳明之复，治以辛温，佐以苦甘，以苦泻之，以苦下之，以酸补之。

太阳之复，治以咸热，佐以甘辛，以苦坚之。

治诸胜复，寒者热之，热者寒之，温者清之，清者温之，散者收之，抑者散之，燥者润之，急者缓之，坚者耎之，脆者坚之，衰者补之，强者泻之，各安其气，必清必静，则病气衰去，归其所宗[②]，此治之大体也。

【注释】

①发不远热：发表不远热。

②宗：所属。

帝曰：善。气之上下，何谓也？岐伯曰：身半以上，其气三矣，天之分也，天气主之；身半以下，其气三[①]矣，地之分也，地气主之。以名命气，以气命处，而言其病。半，所谓天枢也[②]。故上胜而下俱病者，以地名之[③]；下胜而上俱病者，以天名之[④]。所谓胜至报气屈伏而未发也，复至则不以天地异名，皆如复气为法也。

【注释】

①身半以上，其气三；身半以下，其气三：身半以上，指司天，即初之气、二之气、三之气；身半以下指在泉，即四之气、五之气、终之气。

②半，所谓天枢也：半，人体之半，当脐是也。伸手指天，舒足指地，以尺量之，当脐正好一半。天枢，穴名，在脐之两旁，离脐心各二寸处。

③以地名之：根据地气来命名。

④以天名之：根据天气来命名。

帝曰：胜复之动，时有常乎？岐伯曰：时有常位，而气无必也[①]。

帝曰：愿闻其道也。岐伯曰：初气终三气，天气主之，胜之常也；四气尽终气，地气主之，复之常也。有胜则复，无胜则否。帝曰：善。复已而胜，何如？岐伯曰：胜至则复，无常数也，衰乃止耳。复已而胜，不复则害，此伤生也。

【注释】

①时有常位，而气无必也：时，指主运主气；气，指胜复之气。五运、六气，四时各有定位，而胜气、复气，来去不定。

帝曰：复而反病者何也？岐伯曰：居非其位，不相得也[①]。大复其胜，则主胜之，故反病也。所谓火燥热也[②]。

帝曰：治之何如？岐伯曰：夫气之胜也，微者随之，甚者制之；气之复也，和者平之，暴者夺之。皆随胜气，安其屈伏，无问其数，以平为期，此其道也。

【注释】

①居非其位，不相得也：位，主气之所在。火复而乘金，金复而乘木，所乘之处，皆非其位，不在其位，故不相得。

②火燥热也：居非其位，不相得的惟少阴君火，阳明燥金，少阳暑热三气而已。因少阴、少阳在泉，是火居水位，阳明司天，是金居火位，火复其胜，则水主胜之，金复其胜，则火主胜之故也。

帝曰：善。客主之胜复奈何？岐伯曰：客主之气，胜而无复也。帝曰：其逆从奈何？岐伯曰：主胜逆，客胜从，天之道也。

帝曰：其生病何如？岐伯曰：厥阴司天，客胜则耳鸣，掉眩，甚则咳；主胜则胸胁痛，舌难以言。

少阴司天，客胜则鼽嚏颈项强，肩背瞀热，头痛少气，发热耳鸣，目瞑，甚则胕肿血溢，疮疡咳喘；主胜则心热烦躁，甚则胁痛支满。

太阴司天，客胜则首面胕肿，呼吸气喘；主胜则胸腹满，食已而瞀。

少阳司天，客胜则丹胗外发，及为丹熛[①]疮疡，呕逆喉痹，头痛，嗌肿，耳聋，血溢，内为瘛疭；主胜则胸满，咳，仰息，甚而有血，手热。

阳明司天，清复内余[②]，则咳，衄，嗌塞，心膈中热，咳不止，而白血[③]出者，死。

太阳司天，客胜则胸中不利，出清涕，感寒则咳；主胜则喉嗌中鸣。

厥阴在泉，客胜则大关节不利，内为痉强拘瘛，外为不便；主胜则筋骨繇并[④]，腰腹时痛。

少阴在泉，客胜则腰痛，尻、股、膝、髀、腨、骺、足病，瞀热以酸，胕肿不能久立，溲便变；主胜则厥气上行，心痛发热，膈中，众痹皆作，发于胠胁，魄汗不藏，四逆而起。

太阴在泉，客胜则足痿下重，便溲不时，湿客下焦，发而濡泻，及为肿，隐曲之疾；主胜则寒气逆满，食饮不下，甚则为疝。

少阳在泉，客胜则腰腹痛，而反恶寒，甚则下白溺白[⑤]；主胜则热反上行而客于心，心痛发热，格中而呕，少阴同候。

阳明在泉，客胜则清气动下，少腹坚满，而数便泻；主胜则腰重腹痛，少腹生寒，下为鹜溏，则寒厥于肠，上冲胸中，甚则喘，不能久立。

太阳在泉，寒复内余[⑥]，则腰尻痛，屈伸不利，股胫足膝中痛。

【注释】

①丹熛：病名，丹毒也。

②清复内余：清，指燥金之气。阳明司天时，客气燥金居于主气火位之上，客不胜主，而金气仍复有余于内。

③白血：浅红色血液，似肉似肺之物。见于五卯五酉岁。

④緜并：筋骨振摇强直。

⑤下白溺白：大便小便皆为白色。

⑥寒复内余：丑未之岁，客气寒水，加于金水之上，水居水位，无客主之胜的分别，而统以寒复内余以概之。

帝曰：善。治之奈何？岐伯曰：高[①]者抑之，下者举之，有余折之，不足补之，佐以所利，和以所宜，必安其主客，适其寒温，同者逆之，异者从之[②]。帝曰：治寒以热，治热以寒，气相得者逆之，不相得者从之，余已知之矣。其于正味[③]何如？岐伯曰：木位之主[④]，其泻以酸，其补以辛；火位之主，其泻以甘，其补以咸；土位之主，其泻以苦，其补以甘；金位之主，其泻以辛，其补以酸；水位之主，其泻以咸，其补以苦。厥阴之客，以辛补之，以酸泻之，以甘缓之；少阴之客，以咸补之，以甘泻之，以咸收之；太阴之客，以甘补之，以苦泻之，以甘缓之；少阳之客，以咸补之，以甘泻之，以咸耎之；阳明之客，以酸补之，以辛泻之，以苦泄之；太阳之客，以苦补之，以咸泻之，以苦坚之，以辛润之。开发腠理，致津液通气也。

【注释】

①高：指主气之逆于上者。

②同者逆之，异者从之：客主同气者，逆而治之，客主之气不同者，或从客气而治，或从主气而治。

③正味：五行气化补写之味，各有专主，专主之味为正味。

④木位之主：指春分前之六十一日，即初之气。

帝曰：善。愿闻阴阳之三也，何谓？岐伯曰：气有多少，异用也。

帝曰：阳明何谓也？岐伯曰：两阳合明[①]也。帝曰：厥阴何也？岐伯曰：两阴交尽[②]也。

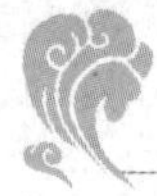

帝曰：气有多少，病有盛衰，方有大小，愿闻其约，奈何？岐伯曰：气有高下，病有远近，证有中外，治有轻重，适其至所为故也。

《大要》曰：君一臣二，奇之制也；君二臣四，偶之制也；君二臣三，奇之制也；君二臣六，偶之制也。故曰：近者奇之，远者偶之。汗者不以奇，下者不以偶。补上治上，制以缓[③]，补下治下，制以急[④]。急则气味厚，缓则气味薄。适其至所，此之谓也。病所远而中道气味之者[⑤]，食而过之，无越其制度也。是故平气之道，近而奇偶，制小其服也；远而奇偶，制大其服也。大则数少，小则数多；多则九之，少则二之。奇之不去则偶之，是谓重方；偶之不去则反佐以取之[⑥]，所谓寒热温凉，反从其病也。

【注释】

①两阳合明：太阳、少阳，相合而有阳明也。

②两阴交尽：太阴、少阴，两阴交尽以至厥阴。

③缓：慢也。

④急：疾也。

⑤病所远而中道气味之者：病所远，指病位远，如在胸在头，在腿在脚；中道气味之，指中焦脾胃吸收药物气味。以此则病在上，食后方服药；病在下，食前先服药。

⑥反佐以取之：此指寒热互相格拒病之服药方法。热在下而上有寒邪格拒者，则于寒药之中少加热药为佐，或寒在下而上有浮火格拒者，于热药中少加寒药为佐。

帝曰：善。病生于本[①]，余知之矣。生于标[②]者，治之奈何？岐伯曰：病反其本，得标之病，治反其本，得标之方。

帝曰：善。六气之胜，何以候之？岐伯曰：乘其至也，清气大来，燥之胜也，风木受邪，肝病生焉；热气大来，火之胜也，金燥受邪，肺病生焉；寒气大来，水之胜也，火热受邪，心病生焉；湿气大来，土之胜也，寒水受邪，肾病生焉；风气大来，木之胜也，土湿受邪，脾病生焉。所谓感邪而生病也。乘年之虚[③]，则邪甚也；失时之和[④]，亦邪甚也；遇月之空[⑤]，亦邪甚也。重感于邪，则病危矣，有胜之气，其必来复也。

【注释】

①本：指六气之本，即风、寒、暑、湿、燥、火。

②标：指六气之标，如太阳，为寒水之标，少阴为君火之标。

③乘年之虚：乘，趁也；虚，主岁之气不及者为虚。

④失时之和：指四时气衰，如春气不及而金气来承之象。

⑤遇月之空：指上弦前，下弦后，月轮空虚。

帝曰：其脉至何如？岐伯曰：厥阴之至，其脉弦；少阴之至，其脉钩；太阴之至，其脉沉；少阳之至，大而浮；阳明之至，短而涩；太阳之至，大而长[①]。至而和则平，至而甚则病，至而不至者病，未至而至者病，阴阳易者危也。

【注释】

①太阳之至，大而长：指脉象，即太阳当令之时，见到大而长之脉。

帝曰：六气标本，所从不同，奈何？岐伯曰：气有从本者，有从标本者，有不从标本者也。

帝曰：愿卒闻之。岐伯曰：少阳太阴从本，少阴太阳从本从标，阳明厥阴不从标本，从乎中也。故从本者，化[①]生于本，从标本者，有标本之化，从中者，以中气为化也。

帝曰：脉从而病反者，其诊何如？岐伯曰：脉至而从，按之不鼓，诸阳皆然。帝曰：诸阴之反，其脉何如？岐伯曰：脉至而从，按之鼓甚而盛也。是故百病之起，有生于本者，有生于标者，有生于中气者，有取本而得者，有取标而得者，有取中气而得者，有取标本而得者，有逆取而得者，有从取而得者。逆，正顺也。若顺，逆也。

故曰：知标与本，用之不殆，明知逆顺，正行无问，此之谓也。不知是者，不足以言诊，足以乱经。故《大要》曰：粗工嘻嘻，以为可知，言热未已，寒病复始，同气异形，迷诊乱经，此之谓也。

夫标本之道，要而博，小而大，可以言一而知百病之害。言标与本，易而无损，察本与标，气可令调，明知胜复，为万民式，天之道毕矣。

【注释】

①化：气化之元主。

帝曰：胜复之变，早晏何如？岐伯曰：夫所胜者，胜至已病，病已愠愠[①]，而复已萌也。夫所复者，胜尽而起，得位[②]而甚，胜有微甚，复有少多，胜和而和，胜虚而虚，天之常也。

帝曰：胜复之作，动不当位，或后时而至，其故何也？岐伯曰：夫气之生，与其盛衰异也。寒暑温凉盛衰之用，其在四维[③]，故阳之动，始于温，盛于暑，阴之动，始于清，盛于寒，春夏秋冬，各差其分。故《大要》曰：彼春之暖，为夏之暑，彼秋之忿，为冬之怒。谨按四维，斥候[④]皆归，其终可见，其始可知，此之谓也。帝曰：差有数乎？岐伯曰：由凡三十度也。帝曰：脉应皆何如？岐伯曰：差同正法，待时而去也。《脉要》曰：春不沉，夏不弦，冬不涩，秋不数，是谓四塞[⑤]。沉甚曰病，弦甚曰病，涩甚曰病，数甚曰病。参见曰病，复见曰病，未去而去曰病，去而不去曰病，反者死。故曰：气之相守司也，如权衡之不得相失也。夫阴阳之气，清静则生化治，动则苛疾起，此之谓也。

【注释】

①愠愠：郁伏蓄积。

②位：指时位。

③四维：指辰戌丑未四时。

④斥候：侦察，伺望。

⑤四塞：四时之气闭塞不通。

帝曰：幽明何如？岐伯曰：两阴[①]交尽故曰幽，两阳[②]合明故曰明，幽明之配，寒暑之异也。

帝曰：分至[③]何如？岐伯曰：气至之谓至，气分之谓分，至则气同，分则气异[④]，所谓天地之正纪也。

帝曰：夫子言春秋气始于前，冬夏气始于后，余已知之矣。然六气往复，主岁不常也。其补泻奈何？岐伯曰：上下所主[⑤]，随其攸利[⑥]，正其味，则其要也，左右同法。《大要》曰：少阳之主，先甘后咸；阳明之主，先辛后酸；

太阳之主，先咸后苦；厥阴之主，先酸后辛；少阴之主，先甘后咸；太阴之主，先苦后甘。佐以所利，资以所生，所谓得气。

【注释】

①两阴：太阴，少阴。

②两阳：太阳，少阳。

③分至：二分、二至。

④至则气同，分则气异：夏至在三之气中，冬至在终之气中，所以其气同；而春分在初之气与二之气之间，秋分在四之气与五之气之间，故其气异。

⑤上下所主：司天、在泉之所主。

⑥攸利：攸，所也；利，宜也。

帝曰：善。夫百病之生也，皆生于风寒暑湿燥火，以之化之变[①]也。经言盛者泻之，虚者补之，余锡以方士，而方士用之，尚未能十全，余欲令要道必行，桴[②]鼓相应，犹拔刺雪污[③]，工巧神圣[④]，可得闻乎？岐伯曰：审察病机，无失气宜，此之谓也。

帝曰：愿闻病机何如？岐伯曰：诸风掉眩，皆属于肝；诸寒收引[⑤]，皆属于肾；诸气膹郁[⑥]，皆属于肺；诸湿肿满，皆属于脾；诸热瞀瘛[⑦]，皆属于火；诸痛痒疮，皆属于心；诸厥固泄[⑧]，皆属于下；诸痿喘呕，皆属于上；诸禁鼓栗[⑨]，如丧神守，皆属于火；诸痉项强，皆属于湿；诸逆冲上，皆属于火；诸胀腹大，皆属于热；诸躁狂越，皆属于火；诸暴强直，皆属于风；诸病有声，鼓之如鼓，皆属于热；诸病胕肿，疼酸惊骇，皆属于火；诸转反戾，水液浑浊，皆属于热；诸病水液，澄澈清冷，皆属于寒；诸呕吐酸，暴注下迫，皆属于热。故《大要》曰：谨守病机，各司其属，有者求之，无者求之，盛者责之，虚者责之，必先五胜，疏其血气，令其调达，而致和平。此之谓也。

【注释】

①之化之变：之，其也，化，六气正常之气化；变，六气反常之变异。

②桴：鼓槌，此作动词用，敲打。

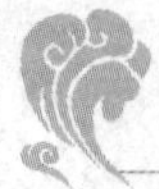

③拔刺雪污：拔刺，去除痛苦；雪污，洗涮脏污。

④工巧神圣：望而知之谓之神，切而知之谓之巧，闻而知之谓之圣，问而知之谓之工。

⑤收引：拘急挛缩。

⑥贲郁：贲，喘，气急；郁，满闷。呼吸急促，胸中满闷。

⑦瞀瘛：瞀，昏闷；瘛，抽搐。

⑧固泄：固，二便不通；泄，二便失禁。

⑨鼓栗：鼓颌颤抖。

帝曰：善。五味阴阳之用何如？岐伯曰：辛甘发散为阳，酸苦涌泄为阴，咸味涌泄为阴，淡味渗泄为阳。六者或收，或散，或缓，或急，或燥，或润，或软，或坚，以所利而行之，调其气，使其平也。

帝曰：非调气而得者[①]，治之奈何？有毒无毒，何先何后，愿闻其道。岐伯曰：有毒无毒，所治为主，适大小为制也。

帝曰：请言其制。岐伯曰：君一臣二，制之小也；君一臣三佐五，制之中也；君一臣三佐九，制之大也。寒者热之，热者寒之，微者逆之，甚者从之，坚者削之，客者除之，劳者温之，结者散之，留者攻之，燥者濡之，急者缓之，散者收之，损者温之，逸者行之，惊者平之，上之下之，摩之浴之，薄之劫之，开之发之，适事为故。

帝曰：何谓逆从？岐伯曰：逆者正治，从者反治，从少从多，观其事也。

帝曰：反治何谓？岐伯曰：热因寒用，寒因热用[②]，塞因塞用，通因通用[③]，必伏其所主，而先其所因[④]，其始则同，其终则异，可使破积，可使溃坚，可使气和，可使必已。

帝曰：善。气调而得者何如？岐伯曰：逆之，从之，逆而从之，从而逆之，疏气令调，则其道也。

帝曰：善。病之中外何如？岐伯曰：从内之外者，调其内；从外之内者，治其外；从内之外而盛于外者，先调其内而后治其外；从外之内而盛于内者，先治其外而后调其内；中外不相及，则治主病。

【注释】

①非调气而得者：得，病愈。不因为调气而将病治愈。

②热因寒用，寒因热用：病之本质是热，临床反见假寒之象，治疗时，于寒凉药中佐以热药，这叫“热因寒用”；病本属寒，临床反见假热之象，治疗时于热药中佐以寒药，这叫“寒因热用”。

③塞因塞用，通因通用：虚而胀满者用补法，为塞因塞用；积滞不化而泄泻者，用攻下法，为通因通用。

④必伏其所主，而先其所因：欲去除疾病之根本，就要寻求致病之原因。

帝曰：善。火热复，恶寒发热，有如疟状，或一日发，或间数日发，其故何也？岐伯曰：胜复之气，会遇之时，有多少也。阴气多而阳气少，则其发日远；阳气多而阴气少，则其发日近。此胜复相薄，盛衰之节，疟亦同法。

帝曰：《论》言治寒以热，治热以寒，而方士不能废绳墨而更其道也。有病热者，寒之而热，有病寒者，热之而寒，二者[①]皆在，新病复起，奈何治？岐伯曰：诸寒之而热者取之阴，热之而寒者取之阳，所谓求其属也[②]。

帝曰：善。服寒而反热，服热而反寒，其故何也？岐伯曰：治其王气[③]，是以反也。

帝曰：不治王而然者，何也？岐伯曰：悉乎哉问也。不治五味属也。夫五味入胃，各归其所喜攻，酸先入肝，苦先入心，甘先入脾，辛先入肺，咸先入肾，久而增气，物化之常也，气增而久，夭之由也。

【注释】

①二者：指寒和热。

②所谓求其属也：寻求其根本所在而治之。如热病寒之而仍热者，壮水之主以制阳光；寒证热之而仍寒者，则益火之源以消阴翳。

③王气：旺气也，即亢盛之气。

帝曰：善。方制君臣，何谓也？岐伯曰：主病之谓君，佐君之谓臣，应臣之谓使，非上下三品之谓也。

帝曰：三品何谓？岐伯曰：所以明善恶之殊贯[①]也。帝曰：善。病之中外何如？岐伯曰：调气之方，必别阴阳，定其中外，各守其乡。内者内治，外者外治，微者调之，其次平之，盛者夺之，汗者下之[②]，寒热温凉，衰之以属，随其攸利，谨道如法，万举万全，气血正平，长有天命。

【注释】

①善恶之殊贯：指药物之善恶。

②汗者下之：者字，当是“之”字。

［编者按］此篇乃运气学说之总结性论述。主要内容有以下几个方面。

其一，详述了司天、在泉、六气分治的种种变化，及其所引起的种种疾病，指出“客主加临”这一术语之意义，是以“所临藏位命其病”，说明疾病之发生与气候变化有着密切之关系。

其二，指出药物的性能与气候变化，存在着密切相关，故采集药物，必须切其时机，所谓“司岁备物”。

其三，指出了治疗六气淫胜所宜的药物性味，以及处方时所当遵循的君臣佐使配伍原则，以及剂量、服法、禁忌、五味的作用等，为后世治疗学、处方学之规范。

其四，注意六气之至，在脉象上会有明确之反映。

其五，治疗疾病中，有取标、取本、取中气和从取、逆取之不同，临床必须要洞察五运六气之变化，有准确的辨别能力，才不致治疗错误，倒行逆施。

其六，根据五运六气淫胜郁复所致疾病的症状性质，加以归纳总结，指出这些症状与五运六气之关系。阐述了病机十九条之特点，示人诊断疾病、治疗疾病，必须根据病机，求其所属之有无真假和盛衰虚实，才能使诊断和治疗，更加准确无误，且有所依据。

其七，指出治寒以热，治热以寒，是治疗方法的一般规律，但在某种情况和条件下，有治寒以热而寒更甚，治热以寒而热益剧的，就不能公式化地生搬硬套固有之治法，而要根据实际情况，分析病情的阴阳虚实，灵活决定调治方法。

其八，指出长期服用某种性味的药物，会引起脏气偏胜（包括今之所谓抗药性），造成新的疾病，甚至死亡。

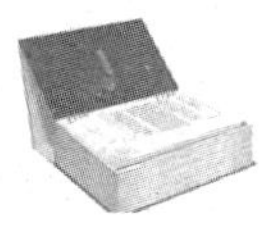

身命生生论第三

天覆地载，阴阳升降，气运而化而变，万物俱，人乃生。人乃万物之灵，故其生也，禀天地之精华，受万物之秀蕊，聚祖元之基因，集父母之精血，立骨为架，辅筋为坚，拼肉为墙，外络十二经脉，内列五脏六腑，阴阳和，气血通，性命乃成，而生机蕴焉。人之生机，在于内脏之功能活动，然不能离开外在的四肢百骸，五官九窍，更不能离开人类赖以生活的外在环境。

五脏者，心、肝、脾、肺、肾，是生命活动之中心。心为君主，主神明而司血脉；肺为相辅之官，主气、主治节、主宣发肃降、主通调水道、主朝百脉而司呼吸；肝为将军之官，主升发、主疏泄、主情志、主藏血；脾为仓廪之官，主运化、主统血，主四肢；肾为作强之官，主水液、主藏精、肾中元阴元阳，主生长发育，为生命活动的动能之源。六腑是人体生命活动中心之辅助，小肠为受盛之官与心相表里，主司化物；胆为中正之官，与肝相表里，内储精汁以助消化；胃纳水谷五味，与脾相表里，同为仓廪之官而化生精微，为气血生化之源；大肠为传导之官，与肺相表里，助气下降而排糟粕；膀胱为州都之官主藏津液，与肾相表里，而共司气化；三焦为决渎之官，无所匹配，而为孤腑，内司水道而化元气。

五脏上通七窍，外合筋、脉、骨、肉、皮毛，与六腑相为表里；再配以奇恒之府脑、髓、骨、脉、胆、女子胞为辅助；又有十二经络，外行肢节，内联脏腑，通行上下，出表入里，是联络脏与脏、腑与腑、脏与腑、内在脏腑与外在诸器官，及运输营养生命活动之物质的径路和通道，因此，人体本身原是一个不可分割的有机整体。这个有机整体，又与外在自然环境息息相关。天候之阴晴、地候之方位，以及四时气候之冷暖燥湿等变化，

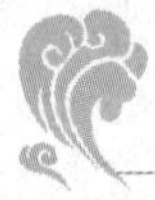

时刻都对这个机体的生命活动产生深刻影响，此中医学“整体观念”之含义。

人之生命，在生、长、壮、老、已过程中的种种现象，或在疾病的发生及病后之虚、实、寒、热等变化中，与脏腑功能之盛衰、十二经气血之多少以及饮食五味、消化、吸收、排泄之过程、营卫气血及精气、津液、血脉之功能作用，都存在着密切之关系。本篇所录，皆为关乎生命活动之内容。

上古天真论

帝曰：人年老而无子者，材力①尽也，将天数②然也？岐伯曰：女子七岁肾气③盛，齿更发长；二七④而天癸⑤至，任脉⑥通，太冲脉盛，月事以时下，故有子；三七，肾气平均⑦，故真牙⑧生而长极；四七，筋骨坚，发长极，身体盛壮；五七，阳明脉⑨衰，面始焦，发始脱；六七，三阳脉衰于上，面皆焦，发始白；七七，任脉虚，太冲脉衰少，天癸竭，地道不通⑩，故形坏而无子也。

【注释】

①材力：精力。

②天数：天赋之限数，即体质之自然发展规律。

③肾气：由父母精血合成之先天精气。

④二七：二与七相乘，即十四岁。后之三七、四七、五七、六七、七七，皆同此义。

⑤天癸：性功能成熟后的一种物质，来源于肾气。

⑥任脉：任脉，奇经八脉之一。任脉与女子子宫、月经有密切关系。太冲脉亦是如此。

⑦平均：作充满解。

⑧真牙：智齿。

⑨阳明脉、三阳脉：阳明脉，即十二经中之手、足阳明经。三阳脉，即十二经中之手足太阳、手足阳明、手足少阳。

⑩地道不通：月经不行，即绝经。

丈夫八岁肾气实，发长齿更[①]；二八[②]，肾气盛，天癸至，精气溢泄[③]，阴阳和[④]，故能有子；三八，肾气平均，筋骨劲强[⑤]，故真牙生而长极；四八，筋骨隆盛，肌肉满壮；五八，肾气衰，发堕齿槁；六八，阳气[⑥]衰竭于上，面焦，发鬓颁白[⑦]；七八，肝气衰[⑧]，筋不能动。八八，天癸竭，精少，肾气衰，形体皆极，则齿发去。肾者主水，受五脏六腑之精而藏之[⑨]，故五脏盛，乃能泻；今五脏皆衰，筋骨解堕，天癸尽矣，故发鬓白，身体重，行步不正，而无子耳。

【注释】

①齿更：更换牙齿。

②二八：二与八相乘，为十六岁。以下三八、四八、五八、六八、七八、八八，皆同此义。

③精气溢泄：精气充满而遗泄。

④阴阳和：男女交合。

⑤筋骨劲强：筋骨强壮。

⑥阳气：生气。

⑦发鬓颁白：鬓，耳际；颁，同斑；颁白，即黑白相间。

⑧肝气衰：肝脏功能衰减。

⑨受五脏六腑之精而藏之：肾接受了五脏六腑之精华，成为繁育下一代之物质。

帝曰：有其年已老而有子者何也？岐伯曰：此其天寿过度，气脉常通，而肾气有余也。此虽有子，男不过尽八八，女不过尽七七，而天地之精气皆竭矣。帝曰：夫道者，年皆百岁，能有子乎？岐伯曰：夫道者，能却老而全形，身年虽寿，能有子也。

生气通天论

苍天[①]之气清净，则志意治[②]，顺之则阳气固，虽有贼邪[③]，弗能害也，

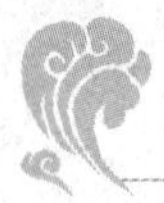

此因时之序[④]。故圣人传[⑤]精神，服[⑥]天气，而通神明[⑦]。失之则内闭九窍，外壅肌肉，卫气[⑧]散解，此谓自伤，气之削[⑨]也。

【注释】

①苍天：天色深玄，故曰苍天。

②志意治：志意，人类生活秩序与习性；治，有序不乱之调理。

③贼邪：外来之致病因素。

④序：次序，规律。

⑤传：传字当作“专”。精神专一。

⑥服：服膺，必须适应之意。

⑦神明：智慧。

⑧卫气：阳气之一种，保卫机体健康，不受侵犯之气。

⑨削：消弱。

阴阳应象大论

余闻上古圣人，论理人形，列别脏腑，端络经脉[①]，会同六合[②]，各从其经。气穴[③]所发，各有处名；谿谷属骨[④]，皆有所起；分部逆从[⑤]，各有条理；四时阴阳，尽有经纪[⑥]；外内之应，皆有表里。

【注释】

①端络经脉：端，直也；络，横也；经脉，十二经脉。

②会同六合：两经交合谓之会；与他经相通谓之通。太阴、阳明为一合，少阴、太阳为二合，厥阴、少阳为三合，手足二脉，共计六合。

③气穴：精气所注之孔穴。

④谿谷属骨：肉之大会为谷，肉之小会为谿，连属于骨为属骨。

⑤分部逆从：分部，皮之分部，逆者，反也，从者，顺也。

⑥经纪：经络之纪纲。

东方生风[①]，风生木，木生酸，酸生肝，肝生筋，筋生心，肝主目。其在天为玄[②]，在人为道[③]，在地为化[④]；化生五味，道生智，玄生神[⑤]；神在天为风，在地为木，在体为筋，在脏为肝，在色为苍[⑥]，在音为角[⑦]，在声为呼，在变动为握，在窍为目，在味为酸，在志为怒。怒伤肝，悲胜怒；风伤筋，燥胜风；酸伤筋，辛胜酸。

【注释】

①风：温和之生气。

②玄：深微奥妙。

③道：道理。

④化：生化。

⑤神：非人力所能左右之变化。

⑥苍：青色。

⑦角：五音之一，木音。

南方生热，热生火，火生苦，苦生心，心生血，血生脾，心主舌。在天为热，在地为火，在体为脉，在脏为心，在色为赤，在音为徵[①]，在声为笑，在变动为忧，在窍为舌，在味为苦，在志为喜。喜伤心，恐胜喜；热伤气，寒胜热；苦伤气，咸胜苦。

【注释】

①徵：火音。

中央生湿，湿生土，土生甘，甘生脾，脾生肉，肉生肺，脾主口。其在天为湿，在地为土，在体为肉，在脏为脾，在色为黄，在音为宫[①]，在声为歌，在变动为哕，在窍为口，在为味甘，在志为思。思伤脾，怒胜思；湿伤肉，风胜湿；甘伤肉，酸胜肝。

【注释】

①宫：土音

西方生燥，燥生金，金胜辛，辛生肺，肺主皮毛，皮毛生肾，肺主鼻。其在天为燥，在地为金，在体为皮毛，在脏为肺，在色为白，在音为商[①]，在声为哭，在变动为咳，在窍为鼻，在味为辛，在志为忧。忧伤肺，喜胜忧；热伤皮毛，寒胜热；辛伤皮毛，寒胜热；辛伤皮毛，苦伤辛。

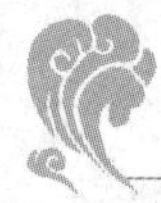

【注释】

①商：金音。

北方生寒，寒生水，水生咸，咸生肾，肾生骨髓，髓生肝，肾主耳。其在天为寒，在地为水，在体为骨，在脏为肾，在色为黑，在音为羽[①]，在声为呻，在变动为栗，在窍为耳，在味为咸，在志为恐。恐伤肾，思胜恐；寒伤血，燥胜寒；咸伤血，甘胜咸。

【注释】

①羽：水音。

金匮真言论

帝曰：五脏应四时，各有收受[①]乎？岐伯曰：

东方青色，入通于肝，开窍于目，藏精于肝。

南方赤色，入通于心，开窍于耳，藏精于心。

中央黄色，入通于脾，开窍于口，藏精于脾。

西方白色，入通于肺，开窍于鼻，藏精于肺。

北方黑色，入通于肾，开窍于二阴[②]，藏精于肾。

【注释】

①收受：五方之色，入通五脏，为之收；五脏各藏其精，为之受。此言同气相求，各有所归之意。

②二阴：前阴与后阴。

阴阳应象大论

清阳出上窍[①]，浊阴出下窍[②]；清阳发腠理[③]，浊阴走五脏[④]；清阳实四肢[⑤]，浊阴归六腑[⑥]。

【注释】

①清阳出上窍：清阳，体内清轻之气；上窍，耳、目、口、鼻。

②浊阴出下窍：浊阴，消化后之糟粕；下窍，前后二阴。

③清阳发腠理：清阳之气循行于肌腠之间。

④浊阴走五脏：浊阴，指水谷精微；走五脏，归藏于五脏。

⑤清阳实四肢：清阳之气循行于四肢。

⑥浊阴归六腑：饮食糟粕归藏于六腑。

壮火之气[①]衰，少火之气[②]壮，壮火食[③]气，气食[④]少火，壮火散气，少火生气。

【注释】

①壮火之气：过于亢盛之阳气（邪）。

②少火之气：正常之阳气。

③食：侵蚀，消耗。

④气食：饲养，仰求侍养。

天不足西北，故西北方阴也，而人右耳目不如左明也。地不满东南，故东南方阳也，而人左手足不如右强也。帝曰：何以然？岐伯曰：东方阳也，阳者，其精并[①]于上，则上明而下虚，故使耳目聪明，而右手足不便[②]也。西方阴也，阴者其精并于下，并于下，则下盛而上虚，故其耳目不聪明，而手足便也。故俱感于邪，其在上则右甚，其在下则左甚，此天地阴阳所不能全也，故邪居之。

天气通于肺，地气通于咽，风气通于肝，雷气通于心，谷[③]气通于脾，雨气通于肾，六经[④]为川，肠胃为海，九窍为水注之气，以天地为之阴阳，阳之汗，以天地之雨名之；阳之气，以天地之疾风名之。暴气[⑤]象雷，逆气象阳。

【注释】

①并：聚合。

②便：顺。

③谷：山谷。

④六经：三阴、三阳经。

⑤暴气：愤怒暴躁之气。

六节藏象论

帝曰：天食人以五气[1]，地食人以五味。五气入鼻，藏于心肺，上使五色修明，音声能彰；五味入口，藏于肠胃，味有所藏，以养五气，气和而生，津液相成，神乃自生。

【注释】

①五气：臊、焦、腥、香、臭五气。

藏象[1]何如？岐伯曰：心者，生之本，神之变[2]也；其华在面，其充在血脉，为阳中之太阳[3]，通于夏气。肺者，气之本，魄之处也；其华在毛，其充在皮，为阳中之太阳，通于秋气。肾者，主蛰[4]，封藏[5]之本，精之处也；其华在发，其充在骨，为阴中之少阴，通于冬气。肝者，罢极[6]之本，魂之居也；其华在爪，其充在筋，以生血气，其味酸，其色苍[7]，此为阳中之少阳[8]，通于春气。脾、胃、大肠、小肠、三焦，膀胱者，仓廪之本，营之居也，名曰器，能化糟粕，转味而入出者也；其华在唇四白[9]，其充在肌，其味甘，其色黄，此至阴之类，通于土气。凡十一脏，取决于胆[10]也。

【注释】

①藏象：藏，脏也，象，表现于外之功能，谓之藏象。

②变：应作“处”。

③阳中之太阳：胸、背为阳，心属火为阳，阳居阳位，故为阳中之太阳。

④蛰：藏匿也，指肾之功能。

⑤封藏：收藏也。

⑥罢极：倦怠之意。

⑦其味酸，其色苍：衍文。

⑧阳中之少阳：当作“阴中之少阳”。

⑨四白：口唇四周之白肉。

⑩取决于胆：胆属甲木，为五运六气之首，胆气升，则十一脏之气皆升，故取决于胆。

阴阳离合论

愿闻三阴三阳之离合[①]也。岐伯曰：圣人南面而立，前曰广明[②]，后曰太冲[③]，太冲之地，名曰少阴，少阴之上，名曰太阳，太阳根起于至阴[④]，结于命门[⑤]，名曰阴中之阳；中身而上，名曰广明，广明之下，名曰太阴，太阴之前，名曰阳明，阳明根起于厉兑[⑥]，名曰阴中之阳；厥阴之表，名曰少阳，少阳根起于窍阴[⑦]，名曰阴中之少阳。是故三阳之离合也，太阳为开，阳明为阖，少阳为枢[⑧]。三经者，不得相失也，搏而勿浮[⑨]，命曰一阳[⑩]。

【注释】

①离合：离开为离，合并为合。

②广明：指属阳、阳盛之部位。

③太冲：指属阴之部位。

④根起于至阴：根为在下之意，至阴是穴名，在足小趾外侧。

⑤结于命门：结，聚结，命门两目之睛明穴。

⑥厉兑：穴名，足大趾侧次趾之端。

⑦窍阴：穴名，足小趾侧次趾之端。

⑧太阳为开，阳明为阖，少阳为枢：太阳主表在外，故主开；阳明主里在内，故为阖；少阳在里外之间，半表半里，如枢纽，故为枢。

⑨搏而勿浮：团合在一处，不分不离。

⑩一阳：对开、阖、枢之总称。

帝曰：愿闻三阴。岐伯曰：外者为阳，内者为阴，然则中为阴，其冲[①]在下，名曰太阴，太阴根起于隐白[②]，名曰阴中之阴；太阴之后，名曰少阴，少阴根起于涌泉[③]，名曰阴中之少阴；少阴之前，名曰厥[④]阴，厥阴根起于大敦[⑤]，阴之绝阳，名曰阴之绝[⑥]阴。是故三阴之离合也，太阴为开，厥阴为阖，少阴为枢[⑦]。三经者，不得相失也，搏而勿沉，名曰一阴。

【注释】

①其冲：指行于太冲之地之少阴。

②隐白：穴名，足大趾之端。

③涌泉：穴名，在足心下，卷趾可见之宛宛中。

④厥：尽也。

⑤大敦：穴名，足大趾之端。

⑥绝：作尽解。

⑦太阴为开，厥阴为阖，少阴为枢：在三阴来讲，太阴在外主开，厥阴在内主阖，少阴在二阴之间，主枢。

灵兰秘典论

黄帝问曰：愿闻十二脏①之相使②，贵贱③何如？岐伯对曰：悉乎哉问也，请遂言之。

【注释】

①十二脏：心、肺、肝、脾、肾、膻中、胆、胃、大肠、小肠、三焦、膀胱之十二脏器也。

②相使：即相互之间之使用。

③贵贱：指重要与次要。

心者，君主之官也，神明①出焉。肺者，相傅②之官，治节③出焉。肝者，将军之官，谋虑④出焉。胆者，中正⑤之官，决断⑥出焉。膻中⑦者，臣使⑧之官，喜乐⑨出焉。

【注释】

①神明：聪明智慧。

②相傅：辅佐、辅助。

③治节：调节。

④谋虑：筹谋、计划。

⑤中正：正直，刚毅。

⑥决断：正确地判断。

⑦膻中：心之外围，心包络也。

⑧臣使：君主使令之臣。

⑨喜乐：愉快。

脾胃者，仓廪[1]之官，五味出焉。大肠者，传导[2]之官，变化[3]出焉。小肠者，受盛[4]之官，化物[5]出焉。肾者，作强[6]之官，伎巧[7]出焉。三焦者，决渎[8]之官，水道出焉。膀胱者，州都[9]之官，津液藏焉，气化[10]则能出矣。

【注释】

①仓廪：储藏粮食之仓库。

②传导：传送，运输。

③变化：意指通畅。

④受盛：接受，盛纳。

⑤化物：再消化。

⑥作强：强力地作为。

⑦伎巧：精巧。

⑧决渎：决，通也；渎，水道，沟渠。张景岳曰：上焦不治，水泛高原，中焦不治，水留中脘，下焦不治，水乱二便。三焦开，则沟渠通，水自去。

⑨州都：水液汇聚处谓之州，管辖之职谓之都。

⑩气化：气者，阳气也，阳气动则诸物化。气化乃对人体生命活动功能之概括。

凡此十二官者，不得相失[1]也。故主明则下安，以此养生则寿，殁世[2]不殆[3]，以为天下则大昌[4]。主不明则十二官危，使道[5]闭塞而不通，形乃大伤，以此养生则大殃[6]，以为天下者，其宗大危，戒之戒之！

【注释】

①相失：相互之间，失去协调。

②殁世：终身之意。

③殆：危也。

④大昌：昌盛。

⑤使道：气血流通之道路。

⑥殃：祸害。

五脏生成篇

心之合[①]，脉也，其荣[②]色也，其主[③]肾也。肺之合皮也，其荣毛也，其主心也。肝之合筋也，其荣爪也，其主肺也。脾之合肉也，其荣唇也，其主肝也。肾之合骨也，其荣发也，其主脾也。

【注释】

①合：配合。

②荣：荣华。

③主：约制。

诸脉者，皆属于目；诸髓者，皆属于脑；诸筋者，皆属于节[①]；诸血者，皆属于心；诸气者，皆属于肺。此四支八谿[②]之朝夕也。故人卧，血归于肝，肝受血而能视，足受血而能步，掌受血而能握，指受血而能摄[③]。

【注释】

①节：指骨节。

②八谿：两肘、两腕、两膝、两踝，共计八处，谓之八谿。

③摄：以手指取物，谓之摄。

人有大谷[①]十二分，小谿[②]三百五十四名，少十二俞[③]，此皆卫气之所留止，邪气之所客也，针石缘[④]而去之。

【注释】

①大谷：肉之大会为谷。

②小谿：肉之小会为谿。

③少十二俞：少十二为衍文。俞指心俞、肝俞等俞穴。

④缘：因循之意。

五脏别论

黄帝问曰：余闻方士，或以脑髓为脏，或以肠胃为脏，或以为腑。敢问更相反，皆自谓是，不知其道，愿闻其说。

岐伯对曰：脑、髓、骨、脉、女子胞[①]，此六者，地气之所生也，皆藏于阴而象于地，故藏而不泻，名曰奇恒之腑[②]。夫胃、大肠、小肠、三焦、膀胱，此五者天气之所生也，其气象天，故泻而不藏，此受五脏浊气，名曰传化之腑，此不能久留，输写者也。魄门[③]亦为五脏使，水谷不得久藏。

【注释】

①女子胞：子宫也。

②奇恒之腑：奇，异也；恒，常也；异于常态之府。

③魄门：魄，通粕，即糟粕；门，出口；魄门指肛门。

所谓五脏者，藏精气而不写[①]也，故满而不能实[②]。六腑者，传化物而不藏，故实而不能满也。所以然者，水谷入口则胃实而肠虚；食下，则肠实而胃虚。故曰实而不满，满而不实也。

帝曰：气口[③]何以独为五脏主？岐伯曰：胃者，水谷之海，六腑之大源也。五味入口，以养五脏气，气口，亦太阴也，是以五脏六腑之气味，皆出于胃，变见于气口。故五气入鼻[④]，藏于心肺；心肺有病而鼻为之不利也。

【注释】

①写：通“泻”。

②满而不能实：满，指精气；实，指水谷。意即精气充满，则不需要水谷来充塞。

③气口：脉搏之部位，右手寸部。

④故五气入鼻：泛指自然界之清气。

脏气法时论

合人形以法四时五行而治[①]，何如而从？何如而逆？得失之意，愿闻其事。岐伯对曰：五行者，金、木、水、火、土也，更贵更贱[②]，以知死生，以决成败，而定五脏之气，间甚[③]之时，死生之期也。

【注释】

①法四时五行而治：法，取法，按照；四时，春、夏、秋、动；五行，

五运。即按照四时五运之规律进行治疗。

②更贵更贱：更，替换；旺于时者为贵，败于时者为贱；即成败交替。

③间甚：间，轻微；甚，严重。

帝曰：愿卒[①]闻之。岐伯曰：肝主春，足厥阴，少阳主治，其日甲乙[②]，肝苦[③]急，急食甘以缓之；心主夏，手少阴，太阳主治，其日丙丁，心苦缓，急食酸以收之；脾主长夏，足太阴，阳明主治，其日戊己，脾苦湿，急食苦以燥之；肺主秋，手太阴，阳明主治，其日庚辛，肺苦气上逆，急食苦以泄之[④]；肾主冬，足少阴，太阳主治，其日壬癸，肾苦燥，急食辛以润之[⑤]。开腠理，致津液，通气也。

【注释】

①卒：尽，详细。

②其日甲乙：甲日和乙日。我国医学，天人合一，人之内在脏腑，与天干、地支，同气相配，甲为阳木，内配于胆，乙为阴木，内配于肝，甲日乙日主木旺，肝胆之气得助则肝胆疾病易于康复。

③苦：痛苦，难以忍受。

④急食苦以泄之：此处“苦”字，当是“辛”字之误。

⑤急食辛以润之：当是“急食咸以软之”。

宣明五气论

五脏所藏：心藏神，肺藏魄，肝藏魂，脾藏意，肾藏志，是谓五脏所藏。

五脏所主[①]：心主脉，肺主皮毛，肝主筋，脾主肉，肾主骨，是谓五主。

五脏化五液[②]：心为汗，肺为涕，肝为泪，脾为涎，肾为唾，是为五液。

【注释】

①五藏所主：主，主宰。

②五藏化五液：水谷入胃，化为五藏各自所需之液。

血气形志篇

夫人之常数[①]，太阳常多血少气，少阳常少血多气，阳明常多血多气，少阴常少血多气，厥阴常多血少气，太阴常多气少血，此天之常数。

足太阳与少阴为表里[②]，少阳与厥阴为表里，阳明与太阴为表里，是为足阴阳也；手太阳与少阴为表里，少阳与心主为表里，阳明与太阴为表里，是为手之阴阳也。

【注释】

①常数：正常多少之量。

②表里：内外。

宝命全形论

黄帝问曰：天覆地载，万物悉备，莫贵于人；人以天地之气生，四时之法成，君王众庶，尽欲全形，形之疾病，莫知其情，留淫日深，著于骨髓，心私虑之。余欲针除其疾病，为之奈何？岐伯对曰：夫盐之味咸者，其气令器津泄；弦绝者，其音嘶败；木敷者，其叶发[①]；病深者，其声哕。人有此者，是为坏府[②]，毒药无治，短针无取，此皆绝皮伤肉，血气争黑[③]。

【注释】

①木敷者，其叶发：敷，衰败；发，茂盛。意思是树木之根已经败坏，而枝叶却繁茂。

②坏府：内脏严重损伤。

③血气争黑：气色晦暗不泽。

帝曰：余念其痛，心为之乱惑，不可更代，百姓闻之，以为残贼，为之奈何？岐伯曰：夫人生于地，悬命于天，天地合气，命之曰人。人能应四时者，天地为之父母；知万物者，谓之天子。天有阴阳，人有十二节；天有寒暑，人有虚实。能经天地阴阳之化者，不失四时，知十二节之理者，圣知不能欺也；能存八动之变，五胜更立；能达虚实之数者，独出独入，呿吟[①]至微，秋毫在目。

帝曰：人生有形，不离阴阳，天地合气，别以九野，分为四时，月有大小，日有短长，万物并至，不可胜量。

【注释】

①呿吟：呿，呵欠；吟，呻吟。

太阴阳明论

帝曰：脾不主时，何也？岐伯曰：脾者土也，治[①]中央，常以四时长[②]四脏，各十八日寄治[③]，不得独主于时也。脾脏者，常著[④]胃土之精也；土者，生万物而法天地，故上下至头足[⑤]，不得主时也。

【注释】

①治：主持。

②长：意同主持。

③各十八日寄治：土气主持时间在立春、立夏、立秋、立冬之前各十八日。

④著：昭著，明。

⑤上下至头足：脾为后天之本，所生气血输送于全身上下头足。

帝曰：脾与胃，以膜相连耳，而能为之行其津液，何也？岐伯曰：足太阴者，三阴也[①]，其脉贯胃属脾络嗌，故太阴为之行气于三阴[②]。阳明者，表也，五脏六腑之海也，亦为之行气于三阳[③]。脏腑各因其经而受气于阳明，故为胃行其津液。四肢不得禀水谷气[④]，日以益衰，阴道不利，筋骨肌肉无气已生，故不用焉。

【注释】

①足太阴者，三阴也：三阴，为太阴之专称。厥阴为一阴，少阴为二阴，太阴为三阴。

②太阴为之行气于三阴：为之，为胃也；行气，输布水谷精微之气；三阴，厥阴、少阴、太阴也。

③为之行气于三阳：三阳，少阳、阳明、太阳也。

④四肢不得禀水谷气：四肢得不到水谷精气之荣养。

经脉别论

食气入胃，散精于肝，淫[①]气于筋。食气入胃，浊气[②]归心，淫精于脉，精气归于肺，肺朝百脉，输精于皮毛。毛脉合精[③]，行气于府[④]，府精神明，留于四脏，气归于权衡，权衡以平，气口成寸，以决死生。饮入于胃，游溢精气，上输于脾，脾气散精，上归于肺，通调水道，下输膀胱。水精四布，五经并行，合于四时五脏阴阳，《揆度》以为常也。

【注释】

①淫：浸淫、输渗也。

②浊气：食物精华之浓厚者。

③毛脉合精：毛，指肺气，脉，之心血。毛脉合精，指心肺之气血共合输布。

④府：血液运行之处，指血脉、血管。

皮　部　论

余闻皮有分部[①]，脉有经纪[②]，筋有结络[③]，骨有度量，其所生病各异，别其分部，左右上下，阴阳所在，病之始终，愿闻其道。岐伯对曰：欲知皮部，以经脉为纪[④]者，诸经皆然。

【注释】

①皮有分部：皮肤上有经络各自分属之部位。

②脉有经纪：脉之直者为经，横者为纪。

③筋有结络：筋之连于分肉，系于骨节。

④经脉有纪：纪，规律。

阳明之阳，名曰害蜚[①]，上下同法[②]，视其部中有浮络[③]者，皆阳明之络也。络盛则入客于经，阳主外，阴主内。

少阳之阳，名曰枢持[④]，上下同法，视其部中有浮络者，皆少阳之络也。

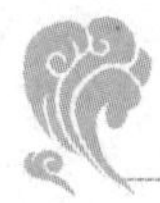

络盛则入客于经，故在阳者主内，在阴者主出，以渗于内，诸经皆然。

太阳之阳，名曰关枢[⑤]，上下同法，视其部中有浮络者，皆太阳之络也。络盛则入客于经。

【注释】

①害蜚：蜚，活动之虫类。阳明主大清之气，损害万物生长，故为害蜚。

②上下同法：上指手经，下指足经；同法，方法相同。

③浮络：浅表之络脉。

④枢持：主持枢纽之开合进退，谓之枢持。

⑤关枢：关，约束。约束枢机之活动，故为关枢。

少阴之阴，名曰枢儒[①]，上下同法，视其部中有浮络者，皆少阴之络也。络盛则入客于经，其入经也，从阳部注于经[②]；其出者，从阴内注于骨[③]。

心主之阴[④]，名曰害肩[⑤]，上下同法，视其部中有浮络者，皆心主之络也。络盛则入客于经。

太阴之阴，名曰关蛰[⑥]，上下同法，视其部中有浮络者，皆太阴之络也。络盛则入客于经。

凡十二经络脉者，皮之部也。

【注释】

①枢儒：儒，柔弱也。枢纽开合升降无力，故称枢儒。

②其入经也，从阳部注于经：络脉浮浅为阳，经脉深沉为阴，邪气从络入于经，故曰从阳部注于经。

③其出者，从阴内注于骨：邪气从经更加深入而注于骨。

④心主之阴：手厥阴经。

⑤害肩：义同害蜚，而曰害肩者，任载之谓肩，担当责任之处（厥阴）受到损害。

⑥关蛰：关，固也，蛰者，隐藏也，指太阴约束了闭藏之阴气，使不外泄。

经 脉 篇

肺手太阴之脉，起[①]于中焦[②]，下络大肠，还循胃口[③]，上膈属肺。从肺系横出腋下，下臑[④]内，行少阴心主之前，下肘中，循臂内上骨下廉，入寸口，上鱼，循鱼际，出大指之端。其支[⑤]者，从腕后直出次指内廉[⑥]，出其端。

【注释】

①起：经脉循行之起始，谓之起。

②中焦：心之下，脐之上，中脘部位。

③胃口：胃之上口，贲门处。

④臑：上臂至肘之部位。

⑤支：分支。

⑥廉：边缘。

大肠手阳明之脉，起于大指次指之端，循指上廉，出合谷两骨之间[①]，上入两筋之中[②]，循臂上廉，入肘外廉，上臑外前廉，上肩，出髃骨[③]之前廉，上出于柱骨之会上[④]，下入缺盆，络肺，下膈，属大肠。其支者，从缺盆上颈，贯[⑤]颊，入下齿中，还出夹口，交人中，左之右，右之左，上挟鼻孔。

【注释】

①合谷两骨之间：合谷在第一掌骨与第二掌骨之间。

②两筋之中：腕部两筋之间的阳溪穴。

③髃骨：肩胛骨与锁骨连接处。

④柱骨之会上：脊柱之颈骨突起处，大椎穴。

⑤贯：经脉自中间穿过谓之贯。

胃足阳明之脉，起于鼻，交頞[①]中，旁纳[②]太阳之脉，下循鼻外，入上齿中，还出挟口，环唇，下交承浆[③]，却循颐[④]后下廉，出大迎[⑤]，循颊车[⑥]，上耳前，过客主人[⑦]，循发际，至额颅。其支者，从大迎前下人迎[⑧]，循喉咙，入缺盆，下膈，属胃，络脾。其直者，从缺盆下乳内廉，下挟脐，入气街[⑨]中。

【注释】

①頞：鼻梁。

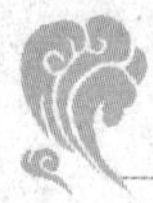

②纳：临也。

③承浆：穴名，下唇中央凹陷处。

④颐：口角后，腮下方。

⑤大迎：穴名，下颌咬肌止端之前缘处。

⑥颊车：穴名，下颌肌骨角咬牙时突起处。

⑦客主人：穴名，又名上关穴，颧弓上缘上一分，距耳郭前缘一寸处。

⑧人迎：穴名，侧颈结喉旁一寸五分处，有动脉应手。

⑨气街：穴名，又名气冲穴。位于腹中线脐下五寸，旁开二寸处。

其支者，起于胃口，下循腹里，下至气街中而合[①]。以下髀关[②]，抵[③]伏兔[④]，下膝膑中，下循胫外廉，下足跗[⑤]，入中趾内间（应作次趾外间）。其支者，下廉[⑥]三寸而别[⑦]，下入中趾外间。其支者，别跗上，入大趾间，出其端。

【注释】

①合：两条经脉相并谓之合。

②髀关：穴名。髀关位于大腿前缘外侧。

③抵：到达。

④伏兔：穴名，位于大腿前缘外侧肌肉隆起处。

⑤足跗：足背。

⑥下廉：作下膝。

⑦别：分出。

脾足太阴之脉，起于大趾之端，循趾内侧白肉际[①]，过核骨[②]后，上内踝前廉，上腨[③]内，循胫骨后，交出厥阴之前，上膝股内前廉，入腹，属脾，络胃，上膈，挟咽，连舌本[④]，散舌下。其支者，复从胃别上膈，注心中。

【注释】

①白肉际：即赤白肉际，手、足掌背面之交界处。

②核骨：足大趾本节后凸起之圆骨。

③腨：小腿肚。

④舌本：舌根。

心手少阴之脉，起于心中，出属心系[①]，下膈，络小肠。其支者，从心系，上挟咽，系目系[②]。其直者，复从心系却上肺，下出腋下，循臑内后廉，行手太阴[③]心主[④]之后，下肘内，循臂内后廉，抵掌后锐骨[⑤]之端，入掌内后廉，循小指之内，出其端。

【注释】

①心系：心与其他脏器相联系之脉络。

②目系：眼球与大脑相联系之脉络。

③太阴：手太阴经。

④心主：手厥阴经。

⑤锐骨：掌后小指侧之高骨。

小肠手太阳之脉，起于小指之端，循手外侧，上腕，出踝[①]中，直上循臂骨下廉，出肘内侧两筋[②]之间，上循臑外后廉，出肩解，绕肩胛，交肩上，入缺盆，络心，循咽，下膈，抵胃，属小肠。其支者，从缺盆，循颈上颊，至目锐眦[③]，却入耳中。其支者，别颊，上䪼[④]，抵鼻，至目内眦，斜络于颧。

【注释】

①踝：掌后小指侧之高骨。

②两筋：筋，应作骨，指小海穴。

③目锐眦：眼外角。

④䪼：眼眶下方。

膀胱足太阳之脉，起于目内眦，上额，交巅[①]。其支者，从巅至耳上角。其直者，从巅入络脑，还出别下项，循臂膊[②]内，挟脊抵腰中，入循膂[③]，络肾，属膀胱。其支者，从腰中下挟脊，贯臀，入腘中。其支者，从膊内左右，别下贯胛，挟脊内，过髀枢[④]，循髀外，从后廉下合腘中，以下贯腨内，出外踝之后，循京骨[⑤]，至小趾外侧。

【注释】

①巅：头顶中点，百会穴处。

②臂膊；指肩胛。

③膂：脊柱两旁之肌肉。

④髀枢：股骨上端关节处，相当于环跳穴处。

⑤京骨：足小趾外侧本节后凸起之半圆骨，又穴名。

肾足少阴之脉，起于小趾之下，斜走足心[①]，出于然谷[②]之下，循内踝之后，别入跟中，以上腨内，出腘内廉，上股内后廉，贯脊属肾，络膀胱。其直者，从肾上贯肝膈，入肺中，循喉咙，挟舌本。其支者，从肺出络心，注胸中。

【注释】

①足心：即涌泉穴。

②然谷：穴名，又名然骨、龙渊，位于内踝前大骨下陷中。

心主手厥阴之脉，起于胸中，出属心包络，下膈，历络三焦[①]。其支者，循胸出胁，下腋三寸，上抵腋下，循臑内，行太阴少阴之间，入肘中，下臂，行两筋之间，入掌中，循中指出其端。其支者，别掌中，循小指次指[②]出其端。

【注释】

①历络三焦：历，经历，络，联络。

②小指次指：从小指数起之第二指，即无名指。

三焦少阳之脉，起于小指次指之端，上出两指之间[①]，循手表腕[②]，出臂外两骨[③]之间，上贯肘，循臑外，上肩而交出足少阳之后，入缺盆，布膻中，散络心包，下膈，循属三焦。其支者，从膻中，上出缺盆，上颈，系耳后，直上，出耳上角，以屈下颊至䪼。其支者，从耳后入耳中，出走耳前，过客主人前，交颊，至目锐眦。

【注释】

①两指之间：小指与无名指之间。

②手表腕：手背腕关节处。

③两骨：臂外尺骨与桡骨。

胆足少阳之脉，起于目锐眦，上抵头角[①]，下耳后，循颈行手少阳之前至肩上，却交出手少阳之后，入缺盆。其支者，从耳后入耳中，出走耳前，至目锐眦后。其支者，别锐眦，下大迎，合于手少阳，抵于䪼，下加颊车[②]，下颈，合缺盆。以下胸中，贯膈，络肝，属胆，循胁里，出气街，绕毛际[③]，横入髀厌[④]中。其直者，从缺盆，下腋，循胸，过季胁，下合髀厌中，以下循髀阳[⑤]，出膝外廉，下外辅骨[⑥]之前，直下，抵绝骨[⑦]之端，下出外踝之前，循足跗上，入小趾次趾之间。其支者，别跗上，入大趾之间，循大趾歧骨[⑧]内出其端，还贯爪甲，出三毛[⑨]。

【注释】

①头角：即额角。

②下加颊车：下，向下；加，经过。

③毛际：指耻骨部之阴毛边缘。

④髀厌：即髀枢。

⑤髀阳：大腿外侧。

⑥外辅骨：即腓骨。

⑦绝骨：外踝直上三寸许，腓骨之凹陷处。

⑧大指歧骨：指足大趾与次趾间之骨缝。

⑨三毛：又称丛毛、聚毛。指足大趾爪甲后二节间背面有毛处。

肝足厥阴之脉，起于大趾丛毛之间，上循足跗上廉，去内踝一寸，上踝八寸，交出太阴之后，上腘内廉，循股阴[①]，入毛中，过阴器[②]，抵小腹，挟胃，属肝，络胆，上贯膈，布胁肋，循喉咙之后，上入颃颡[③]，连目系，上出额，与督脉会于巅。其支者，从目系，下颊里，环唇内。其支者，复从肝，别贯膈，上注肺。

【注释】

①股阴：大腿内侧。

②阴器：生殖器。

③颃颡：咽喉壁上之后鼻道。

经 络 论

黄帝问曰：夫经脉之见也，其五色各异，青、黄、赤、白、黑不同，其故何也？岐伯对曰：经有常色，而络无常变也。帝曰：经之常色何如？岐伯曰：心赤、肺白、肝青、脾黄、肾黑，皆以应其经脉之色也。帝曰：络之阴阳[①]，亦应其经乎？岐伯曰：阴络之色应其经，阳络之色变无常[②]，随四时而行也。寒多则凝泣[③]，凝泣则青黑，热多则淖泽，淖泽则黄赤，此皆常色，谓之无病[④]。五色具见者，谓之寒热。帝曰：善。

【注释】

①络之阴阳：阴，指深沉；阳，指浮浅。

②阴络之色应其经，阳络之色变无常：张景岳谓："脉度篇曰：经脉为里，支而横者为络，络之别者为孙。故合经络而言则经在里为阴，络在外为阳。若单以络脉为言，则又有大络孙络在内在外之别，深而在内者是为阴络，阴络近经，色则应之，故分五行以配五脏而色有常位也；浅而在外者，是为阳络，阳络浮显，色不应经，故随四时之气以为进退，而变无常也。"

③泣：通"涩"。

④此皆常色，谓之无病：此八字应在"随四时而行也"句下，此皆之"皆"，应是"其"字。

气　穴　论

黄帝问曰：余闻气穴[①]三百六十五，以应一岁，未知其所，愿卒闻之。岐伯稽首再拜对曰：窘乎哉问也！其非圣帝，孰能穷其道焉！因请溢意[②]尽言其处。帝捧手逡巡而却[③]曰：夫子之开余道也，目未见其处，耳未闻其数，而目以明，耳以聪矣。岐伯曰：此所谓圣人易语[④]，良马易御也。帝曰：余非圣人之易语也，世言真数[⑤]开人意，今余所访问者真数，发蒙解惑，未足以论也。然余愿闻夫子溢志尽言其处，令解其意，请藏之金匮，不敢复出。

【注释】

①气穴：经气所注之处，即穴位。

②溢意：畅达，痛快陈述。

③捧手逡巡而却：恭敬谦虚。

④圣人易语：圣人，聪明人；易语，容易理解、领会。

⑤真数：经络穴位之数。

岐伯再拜而起曰：臣请言之。背与心[①]，相控而痛，所治天突与十椎[②]

及上纪下纪，上纪者，胃脘[3]也，下纪者，关元[4]也。背胸邪系阴阳左右，如此其病前后痛涩，胸胁痛，而不得息，不得卧，上气短气偏痛，脉满起，斜出尻脉，络胸胁，支心贯膈，上肩加天突，斜下肩交十椎下。

【注释】

①心：指心胸部位。

②十椎：有三说。一，张景岳谓督脉之中枢，在十椎下；二，马莳谓，指大椎穴；张志聪谓乃大椎下第七椎“至阳”穴，以大椎上尚有三椎，合为十椎。附此做参考。

③上纪者，胃脘：上纪，指胃脘，即中脘穴。

④下纪者，关元：下纪，指下腹部，关元，即关元穴。

脏俞[1]五十穴，府俞[2]七十二穴，热俞[3]五十九穴，水俞[4]五十七穴，头上五行行[5]五，五五二十五穴，中膂两旁各五[6]，凡十穴，大椎上两旁[7]各一，凡二穴，目瞳子浮白二穴，两髀厌分中[8]二穴，犊鼻二穴，耳中多所闻[9]二穴，眉本[10]二穴。

【注释】

①脏俞：脏，五脏之井荥俞经合。

②府俞：府，六腑；俞，井荥俞经合。

③热俞：可供治疗热病之穴位。

④水俞：可供治疗水气病之穴位。

⑤行：音同“杭”。

⑥中膂两旁各五：脊柱两旁各开一寸五分处之足太阳经之五脏俞。

⑦大椎上两旁：大椎两旁之太阳经脉之穴大杼穴。

⑧两髀厌分中：指环跳穴。

⑨耳中多所闻：指听宫穴。

⑩眉本：指攒竹穴。

完骨二穴，项中央[1]一穴，枕骨[2]二穴，上关二穴，大迎二穴，下关二穴，天柱二穴，巨虚上下廉四穴，曲牙[3]二穴，天突一穴，天府二穴，天牖二穴，扶突二穴，天窗二穴，肩解[4]二穴，关元一穴，委阳二穴，肩贞二穴，喑门

[⑤]一穴，齐[⑥]一穴，胸俞[⑦]十二穴，背俞[⑧]二穴，膺俞[⑨]十二穴，分肉[⑩]二穴，踝上横二穴[⑪]。

【注释】

①项中央：即风府穴。

②枕骨：指窍阴穴。

③曲牙：颊车穴。

④肩解：肩井穴。

⑤喑门：哑门穴。

⑥齐：脐中央，神阙穴。

⑦胸俞：指俞府、神藏、灵虚、神封、步廊左右之穴位。

⑧背俞：即膈俞穴。

⑨膺俞：指云门、中府、周荣、胸乡、天谿、食窦左右十二穴。

⑩分肉：即阳辅穴。

⑪踝上横二穴：指解溪穴。

阴阳跷[①]四穴，水俞在诸分，热俞在气穴，寒热俞在两髀厌中[②]二穴，大禁[③]二十五，在天府下五寸，凡三百六十五穴，针之所由行也。

【注释】

①阴阳跷：阴跷，指照海穴；阳跷，指申脉穴。

②两髀厌中：厌，压也，两髀厌中穴位说法有三：张景岳谓足少阳之阳关穴；吴崑、张志聪，谓阳陵泉穴；高士宗谓环跳穴。

③大禁：指五里穴。

帝曰：余已知气穴之处，游针之居[①]，愿闻孙络[②]谿谷，亦有所应乎？岐伯曰：孙络三百六十五穴会，亦以应一岁，以溢奇邪，以通荣卫，荣卫稽留，卫散荣溢，气竭血著，外为发热，内为少气，疾泻无怠，以通荣卫，见而泻之，无问所会。帝曰：善。

【注释】

①游针之居：灵活用针。

②孙络：支别之小络。

骨空论

任脉者，起于中极之下[①]，以上毛际，循腹里，上关元，至咽喉；上颐循面入目。冲脉者，起于气街，并少阴之经[②]，侠脐上行，至胸中而散。

【注释】

①起于中极之下：中极，穴名，位于前阴与后阴之间。

②并少阴之经：足阳明经去腹中线二寸，少阴经去腹中线五分，冲脉在二者之间。

督脉者，起于少腹以下骨中央，女子入[①]系廷孔，其孔，溺孔之端也，其络循[②]阴器合篡间[③]，绕篡后，别[④]绕臀至少阴，与巨阳中络者合，少阴上股内后廉，贯[⑤]脊属肾，与太阳起于目内眦，上额交[⑥]巅，上入络脑，还出别下项，循肩髆，内侠脊抵腰中，入循膂络肾；其男子循茎下至篡，与女子等，其少腹直上者，贯脐中央，上贯心入喉，上颐环唇，上系两目之下中央。

【注释】

①入：由外而进入，故曰入。

②循：由此到彼曰循。

③篡间：前、后二阴之间。

④别：分歧而行曰别。

⑤贯：从中穿过曰贯。

⑥交：彼此交叉曰交。

辅骨上横骨下为楗[①]，侠髋为机[②]，膝解为骸关[③]，侠膝之骨为连骸[④]，骸下为辅[⑤]，辅上为腘[⑥]，腘上为关[⑦]，头横骨为枕[⑧]。

冲脉者，起于气街，并少阴之经，挟脐上行，至胸中而散。

【注释】

①楗：楗，股骨。

②机：枢机。

③骸关：胫骨之上，膝关节之间为骸关。

④连骸：膝上两侧与骸骨相连，故曰连骸。

⑤骸下为辅：连接骸下之高骨，为内外之辅骨。

⑥辅上为腘：辅骨之上向膝后曲处为腘，即委中穴所在处。

⑦腘上为关：腘上骨节活动处为骸关。

⑧横骨为枕：脑后横骨，是名枕骨。

四时刺逆从论篇

春气在经脉，夏气在孙络，长夏气在肌肉，秋气在皮肤，冬气在骨髓中。

春气者，天气始开，地气始泄，冻解冰释，水行经通，故人气在脉。夏者，经满气溢，如孙络受血，皮肤充实。长夏者，经络皆盛，内溢肌中。秋者，天气始收，腠理闭塞，皮肤引急①。冬者盖藏，血气在中，内著骨髓，同于五脏。

【注释】

①皮肤引急：皮肤毛孔收缩。

本　神　篇

天之在我者德也，地之在我者气也①，德流气薄而生者也②。

【注释】

①天之在我者德也，地之在我者气也：此两句为互文，言自然界赋予人类各具特点之物质。

②德流气薄而生者也：即天降地升而生化万物。

故生之来谓之精①，两精相搏谓之神②，随神往来者谓之魂③，并精而出入者谓之魄④，所以任物者谓之心⑤，心有所忆谓之意⑥，意之所存谓之志⑦，因志而存变谓之思⑧，因思而远慕谓之虑⑨，因虑而处物谓之智⑩。

【注释】

①生之来谓之精：精乃与生俱来，受之于父母的具有支持生命活动繁衍后代之物质。

②两精相搏谓之神：两精，指父母之精；相搏，指男女两性结合；神，下一轮生命之主宰。

③随神往来者谓之魂：此神，指主宰生命之精神意识；魂，后天意识活动中之一种类型。这种意识活动受神之支配。

④并精出入者谓之魄：魄，先天赋予之感知与功能活动。

⑤所以任物者谓之心：任物，心之功能，即心具有担当对事物认识、思维、判断，决策之责任。

⑥心有所忆谓之意：心，神之宅；所忆谓之思，即感知事物后之思维活动。

⑦意之所存谓之志：意，对事物所获得的意念和认识；所存，长期积累与反复思考；志，是意念和认识积累成熟后之结果。

⑧因志而存变谓之思：对已感觉成熟的结果反复思考与研究之过程，谓之思。

⑨因思而远慕谓之虑：在思考研究中出现一些担忧，叫作虑。

⑩因虑而处物谓之智：找出成败得失之因素，做出正确的判断与处理，乃是智慧之所在。

营卫生会篇

黄帝问于岐伯曰：人焉受气？阴阳焉会？何气为营？何气为卫？营安从生？卫于焉会？老壮不同气，阴阳异位，愿闻其会。岐伯答曰：人受气于谷，谷入于胃，以传于肺，五脏六腑，皆以受气。其清者为营，浊者为卫[①]，营在脉中，卫在脉外，营周不休，五十而复大会[②]，阴阳相贯[③]，如环无端。卫气行于阴二十五度，行于阳二十五度，分为昼夜，故气至阳而起，至阴而止[④]。故曰：日中而阳陇为重阳，夜半而阴陇为重阴。故太阴主内，太阳主外[⑤]，各行二十五度，分为昼夜。夜半为阴陇，夜半后而为阴衰，平旦阴尽，而阳受气矣。日中而阳陇，日西而阳衰，日入阳尽，而阴受气矣。夜半而大会，万民皆卧，命曰合阴[⑥]，平旦阴尽而阳受气，如是无已，与天地同纪。

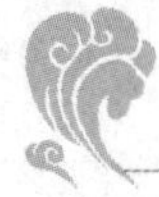

【注释】

①清者为营，浊者为卫：水谷精气中，清纯柔和者具有滋养作用者为营，稠厚而剽悍滑利具有保护作用者为卫。

②五十而复大会：营气行于脉中、卫气行于脉外，一昼夜各行五十周次之后，再会合一处。

③阴阳相贯：贯，互相贯通。

④气至阳而起，至阴而止：指卫气昼行于阳而人寤，夜行于阴而人寐。

⑤太阴主内，太阳主外：营行脉中，始以手太阴，终于手太阴，故曰太阴主内；卫行脉外，始于足太阳，而终于足太阳，故曰太阳主外。

⑥合阴：夜半子时，营卫二气至夜半俱会与太阴，故曰合阴。

黄帝问曰：老人之不夜瞑者，何气使然？少壮之人不昼瞑者，何气使然？岐伯曰：壮者之气血盛，其肌肉滑，气道[①]通，营卫之行，不失其常，故昼精[②]而夜瞑[③]，老者之气血衰，其肌肉枯，气道涩，五脏之气相搏[④]，其营气衰少而卫气内伐[⑤]，故昼不精，夜不瞑。

【注释】

①气道：营卫之气运行之道路。

②昼精：白天清醒，精力充沛活跃。

③夜瞑：夜晚即瞌睡。

④五脏之气相搏：五脏功能不协调。

⑤卫气内伐：卫气内扰。

黄帝曰：愿闻营卫之所行，皆何道从来？岐伯答曰：营出于中焦，卫出于下焦。

黄帝曰：愿闻三焦之所出？岐伯答曰：上焦出于胃上口[①]，竝咽以上，贯膈而布胸中，走腋，循太阴之分而行，还至阳明，上至舌，下足阳明，常与阳俱行于阳二十五度，行于阴亦二十五度，一周也。故五十度而复大会于手太阴矣。

黄帝曰：人有热饮食下胃，其气未定[②]，汗则出，或出于面，或出于背，或出于身半，其不循卫气之道而出，何也？岐伯曰：此外伤于风，内开腠理，毛蒸理泄[3]，卫气走之，固不得循其道。此气慓悍滑疾，见开而出，故不得从其道，故命曰漏泄[4]。

【注释】

①上焦出于胃上口：从胃上口起，为上焦之部位。

②其气未定：饮食入胃，尚未化生精微。

③毛蒸理泄：皮毛为风热之邪蒸腾而开疏，致使汗液泄出。

④漏泄：汗出如水漏难遏。

黄帝曰：愿闻中焦之所出？岐伯答曰：中焦亦并胃中，出上焦之后[1]，此所受气者，泌糟粕，蒸[2]津液，化[3]其精微，上注于肺脉，乃化而为血，以奉生身，莫贵于此，故独得行于经隧[4]，命曰营气。

【注释】

①后：即下之意。

②蒸：蒸腾。

③化：化生。

④经隧：十二经脉。

黄帝曰：夫血之与气，异名同类，何谓也？岐伯曰：营卫者，精气也；血者，神气也[1]。血之与气，异名同类焉。

帝曰：愿闻下焦之所出。岐伯答曰：下焦者，别回肠[2]，注于膀胱，而渗入焉。故水谷者，常并居于胃中，成糟粕而俱下于大肠，而成下焦，渗而俱下[3]，济泌别汁[4]，循下焦而渗入膀胱焉。

【注释】

①营卫者，精气也；血者，神气也：营卫，都是水谷精气所化生，故曰精气也；血，亦水谷精气所化生，但其奉养于心，心主神，故异其名曰神气。

②回肠：小肠之后段，上接空肠，下接大肠，折叠盘回，故曰回肠。

③而成下焦，渗而俱下：疑为衍文。

④济泌别汁：过滤与分别清浊。

黄帝曰：人饮酒，酒亦入胃，谷未熟而小便独先下，何也？岐伯答曰：

酒者，熟谷之液也，其气悍以清[①]，故后谷而入，先谷而液出焉。黄帝曰：善。余闻上焦如雾[②]，中焦如沤[③]，下焦如渎[④]，此之谓也。

【注释】

①清：疑作“滑”。

②上焦如雾：上焦宣散水谷精微之状态。

③中焦如沤：中焦消化水谷之状态。

④下焦如渎：下焦排泄水谷糟粕之状态。

五　味　篇

黄帝曰：营卫之行奈何？伯高曰：谷始入胃，其精微者，先出于胃之两焦[①]，以溉五脏，别出两行[②]，营卫之道，其大气之抟而不行者，积于胸中，命曰气海[③]。出乎肺，循喉咽，故呼则出，吸则入，天地之精气[④]，其大数常出三入一[⑤]，故谷不入，半日则气衰，一日则气少矣。

【注释】

①两焦：指上、中二焦。

②两行：指营、卫运行之两条路线。

③气海：指胸中部位，为“上气海”。

④天地之精气：指自然界之清气和饮食所化之水谷精气。

⑤常出三入一：指清气与水谷精气之比例。出三，之水谷精气，入一，指吸入之清气。

邪　客　篇

营气者，泌其津液，注之于脉，化以为血，以荣四末[①]，内注五脏六腑，以应刻数[②]焉。卫气者，出其悍气之慓疾，而先行于四末分肉皮肤之间，而不休者也。

【注释】

①四末：即四肢。

②刻数：古人以铜壶盛水，滴水计时，中有刻度，滴水满百刻，为一昼夜，以此为计时标准。

本 脏 篇

人之血气精神者，所以奉生而周[①]于性命者也，经脉者，所以行气血而营[②]阴阳，濡[③]筋骨，利关节者也。卫气者，所以温分肉，充皮肤，肥腠理，司开阖[④]者也。志意者，所以御精神，收魂魄，适寒温，和喜怒者也。是故血和则经脉流行，营复[⑤]阴阳，筋骨劲强，关节清利矣；卫气和则分肉解利[⑥]，皮肤条柔，腠理致密矣；志意和则精神专直[⑦]，魂魄不散，悔怒不起，五脏不受邪矣；寒温和则六腑化谷，风痹[⑧]不作，经脉通利，肢节得安矣，此人之常平也。

【注释】

①周：通“赒”，赡也，意即“给予”。

②营：运行。

③濡：润养。

④开阖：指汗毛孔之开与合。

⑤复：相互包藏。

⑥解利：形容滑润通利。

⑦专直：专一正直。

⑧风痹：病名，因风邪所致之麻木、疼痛。

决 气 篇

黄帝曰：余闻人有精、气、津、液、血、脉，余意以为一气耳，今乃辨为六名，余不知其所以然。岐伯曰：两神相搏[①]，合而成形，常先身生是谓精。何谓气？岐伯曰：上焦开发，宣五谷味[2]，熏肤[3]，充身，泽毛，若雾露之溉，是谓气。何谓津？岐伯曰：腠理发泄，汗出溱溱[4]，是谓津。何谓液？岐伯曰：谷入气满，淖泽[5]注于骨，骨属屈伸，泄泽[6]，补益脑髓，皮肤润泽，是谓液。何谓血？岐伯曰：中焦受气取汁，变化而赤，是谓血。何谓脉？岐伯曰：壅遏[7]卫气，令无所避，是谓脉。

黄帝曰：六气者，贵贱何如？岐伯曰：六气者，各有部主也，其贵贱善恶，可为常主，然五谷与胃为大海[8]也。

【注释】

①两神相搏：男女相遘。

②宣五谷味：宣散水谷精微。

③熏肤：温煦皮肤。

④汗出溱溱：溱溱，如水流沥。

⑤淖泽：水谷精微中稠厚而具润泽作用之物质。

⑥泄泽：泄，渗出也，泽，指淖泽。

⑦壅遏：约束。

⑧五谷与胃为大海：水谷，胃，都属于六气化生之源泉。

海　论

黄帝问于岐伯曰：夫子之所言，不离俞营卫气血。夫十二经脉者，内属于腑脏，外络于肢节，夫子乃合之于四海乎？岐伯答曰：人亦有四海，十二经水[1]。经水者，皆注于海。海有东西南北，命曰四海。黄帝曰：以人应之奈何？岐伯曰：人有髓海，有血海，有气海，有水谷之海，凡此四者，以应四海也。

黄帝曰：远乎哉！夫子之合人天地四海也。愿闻应之奈何？岐伯答曰：必先明知阴阳表里荥输所在，四海定矣。黄帝曰：定之奈何？岐伯曰：胃者，水谷之海，其输上在气街，下至三里；冲脉者，十二经之海，其输上在于大杼，下出于巨虚之上下廉[2]；膻中者，为气之海，其输上在于柱骨之上下[3]，前在与人迎；脑为髓之海，其输上在于其盖[④]，下在于风府。

【注释】

①十二经水：十二经脉受水而运行为十二经水。

②其输上在于大杼，下出于巨虚上下廉：大杼，足太阳经穴位，在大椎下旁开三寸处；巨虚上下廉，指上巨虚和下巨虚。

③柱骨之上下：柱骨，即项骨，柱骨之上指哑门，柱骨之下指大椎。

④盖：指百会穴。

五癃津液别篇

黄帝问于岐伯曰：水谷入于胃，输于肠胃，其液别为五。天寒衣薄，则为溺与气。天热衣厚，则为汗。悲哀气并，则为泣。中热胃缓，则为唾。邪气内逆，则气为之闭塞而不行，不行，则为水胀，余知其然也，不知其何由生？愿闻其道。

岐伯曰：水谷皆入于口，其味有五，各注其海[①]。津液各走其道，故三焦出气[②]，以温肌肉，充皮肤，为其津，其流而不行者为液。

【注释】

①各注其海：人身有五脏四海，水谷所化之精血津液各随其经而走其道，入归其海。

②三焦出气：宗气出于上焦，营气出于中焦，卫气出于下焦。

天暑衣厚，则腠理开，故汗出；寒留于分肉之间，聚沫则为痛[①]。天寒则腠理闭；气湿[②]不行，水下留[③]于膀胱，则为溺与气[④]。

【注释】

①聚沫则为痛：津液瘀塞不通故痛。

②湿：当作“涩”。

③留：通“流”。

④则为溺与气：溺，即尿；气，指太阳之气。

五脏六腑，心为之主，耳为之听，目为之候[①]，肺为之相，肝为之将，

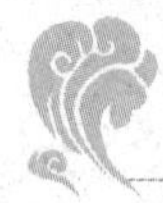

脾为之卫[②]，肾为之主外[③]。故五脏六腑之津液，尽上渗于目，心悲气并，则心系急。心系急则肺举，肺举则液上溢。夫心系与肺，不能常举，乍上乍下，故咳而泣出矣[④]。

【注释】

①心为之主，耳为之听，目为之候：第一句之“之”，指代五脏六腑；后之两个“之”字，皆指代心。

②脾为之卫：之，指代心；卫，保护，伺卫。

③肾为之主外：外，有两解。张注，外为“水”字之误；《师传篇》云，肾主远听。

④故咳而泣出：气举而上，津液随之，故咳则泣出。

五谷之津液，和合而为膏[①]者，内渗于骨空，补益脑髓，而下流于阴股[②]。

阴阳不和，则使液溢而下流于阴[③]，髓液皆减而下，下过度则虚，虚故腰背痛而胫酸。阴阳气道不通，四海闭塞，三焦不泻，津液不化，水谷并于肠胃之中，别于回肠，留于下焦，不得渗膀胱，则下焦胀。水溢，则为水胀。此津液五别之顺逆[④]也。

【注释】

①和合而为膏：膏；津液之稠厚者。

②下流于阴股：阴股，大腿内侧。

③阴阳不和，则使液溢而下流于阴：阴，指阴窍。

④津液五别之逆顺：五别，指溺、汗、泣、唾、髓。逆顺，津液五别为顺，津液之道闭塞不通为逆。

天 年 篇

黄帝问于岐伯曰：愿闻人之始生，何气筑为基？何立而为楯？何失而死？何得而生？岐伯曰：以母为基，以父为楯[①]，失神者死，得神者生也。

黄帝曰：何者为神？岐伯曰：血气已和，荣卫已通，五脏已成，神气舍心，魂魄毕俱，乃为成人。

黄帝曰：人之寿夭各不同，或夭寿，或卒死，或病久，愿闻其道。岐伯曰：五脏坚固，血脉和调，肌肉解利[②]，皮肤致密，荣卫之行，不失其常，呼吸微徐，气以度行[③]，六腑化谷，津液布扬，各如其常，故能长久。

黄帝曰：人之寿百岁而死，何以致之？岐伯曰：使道[④]隧以长，基墙高以方[⑤]，通调营卫，三部三里起[⑥]，骨高肉满，百岁乃得终。

【注释】

①以母为基，以父为楯：基，寄出；楯，遮蔽，保护。

②肌肉解利：分肉之间滑利通畅。

③气以度行：气之运行与呼吸保持一定比例。

④使道：鼻孔。

⑤基墙高以方：基墙，指面部。骨骼为基，面部肌肉为墙；方，丰也，饱满。

⑥三部三里起：三部即三里，相书曰三庭，上庭、中庭、下庭；起，谓隆起，饱满。

黄帝曰：其气之盛衰，以至其死，可得闻乎？岐伯曰：人生十岁，五脏始定，血气已通，其气在下，故好走[①]。二十岁，血气始盛，肌肉方长，故好趋。三十岁，五脏大定，肌肉坚固，血脉盛满，故好步。四十岁，五脏六腑十二经脉，皆大盛以平定，腠理始疏，荣华颓落，发颇斑白[②]，平盛不摇，故好坐。五十岁，肝气始衰，肝叶始薄，胆汁始灭[③]，目始不明。六十岁，心气始衰，苦忧悲，血气懈堕，故好卧。七十岁，脾气虚，皮肤枯。八十岁，肺气衰，魂魄离散，故言善误。九十岁，肾气焦，四脏[④]经脉空虚。百岁，五脏皆虚，神气皆去，形骸独居而终矣。

黄帝曰：其不能终寿而死者，何如？岐伯曰：其五脏皆不坚，使道不长，空外以张[⑤]，喘息暴疾；又卑基墙薄，脉少血，其肉不石[⑥]，数中风寒，血气虚，脉不通，真邪相攻，乱而相引[⑦]，故中寿而尽也。

【注释】

①走：疾趋曰走。

②发颇斑白：头髮黑白相间。

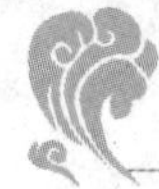

③灭：当作“减”。

④四脏：肝、心、脾、肺。

⑤空外以张：鼻孔向外张。

⑥其肉不石：肌肉松软，不坚实。

⑦乱而相引：真气衰减，功能紊乱。

大惑论

五脏六腑之精气，皆上注于目而为之精[①]，精之窠[②]为眼，骨之精[③]为瞳子，筋之精[④]为黑眼，血之精[⑤]为络，其窠气之精[⑥]为白眼，肌肉之精[⑦]为约束，裹撷筋骨之精而与脉并为系[⑧]，上属于脑，后出于项中。

【注释】

①精：指眼睛。

②精之窠：窠，精气汇聚之处。

③骨之精：骨者，肾也。

④筋之精：筋者，肝也。

⑤血之精：血者，心也。

⑥窠气之精：窠气者，肺也。

⑦肌肉之精：肌肉者，脾也。

⑧系：与脑相连属之目系。

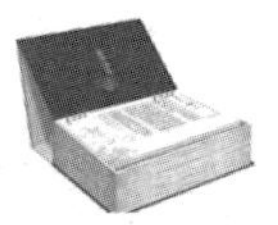

摄生御病论第四

摄生，即对生命之管理和维护，也即现代“卫生”之意。这一理念，是古人在“天人相应”整体观念的思想指导下，从认识健康和致病因素中逐步积累总结出来的。适应自然，是人类与生俱来的一种本能，顺应自然，是人类健康的基本保证。但当自然界的刺激因素，如风、雨、寒、暑等，超越了人体适应能力时，人们就会有疾病发生；再则，人食五谷，任劳作，情志或不遂，禽兽虫蛇或有所伤，皆易导致疾病发生。聪明的古人，除了对疾病进行治疗外，首先想到的，就是如何去预防疾病之发生，如何去摄生。此即现今之“预防为主”也。

古代摄生方法，不外乎：一，精神保养；二，身体锻炼；三，饮食起居调节；四，适应与改造周围环境，避免外邪侵袭。此即内经所谓“法于阴阳，和于术数，饮食有节，起居有常，不妄作劳，虚邪贼风，避之有时，恬淡虚无，精神内守，病安从来。”自然万物，生于阴阳，故顺阴阳则生，逆阴阳则死，夫四时阴阳，是万物之根本，知其道者，春夏养阳，秋冬养阴，如此，则能与万物浮沉于生长之门。

摄生一篇，至为重要，古人兴医，旨在欲人健康，旨在欲人长生，这也是我国原创传医学之宗旨所在，是上医之所当为，精通此篇内容，则足以为“上医”也。

上古天真论

余闻上古之人，春秋皆度百岁而动作不衰，今时之人，年半百而动作皆衰者，时世异耶，人将失之耶？岐伯对曰：上古之人，其知道者，法于阴阳，和于术数，食饮有节，起居有常，不妄作劳，故能形与神俱，而尽终其天年①，度百岁乃去。今时之人不然也，以酒为浆，以妄为常，醉以入房，以欲竭其精，以耗散其真②，不知持满③，不时御神④，务快其心，逆于生乐，起居无节，故半百而衰也。

【注释】

①天年：自然寿命应活到之年岁。

②真：先天之精与后天水谷之精气结合而成之真元之气。

③不知持满：持，保持；满，足以维持生命活动之精气。

④不时御神：御，驾驭与使用；神，精神、精力。

夫上古圣人①之教下也，皆谓之虚邪贼风②，避之有时，恬淡虚无③，真气从之，精神内守，病安从来？是以志闲而少欲，心安而不惧，形劳而不倦，气从以顺，各从其欲，皆得所愿。故美其食，任其服，乐其俗，高下不相慕，其民故曰朴。是以嗜欲不能劳其目，淫邪不能惑其心，愚智贤不屑不惧于物，故合于道；所以能年皆度百岁，而动作不衰者，以其德全不危也。

【注释】

①圣人：明白事理者。

②虚邪贼风：乘虚而入者，是为虚邪，贼害中和者之为贼风。

③恬淡虚无：安闲清静，不贪求妄想。

黄帝曰：余闻上古有真人①者，提挈②天地，把握阴阳③，呼吸精气④，独立守神，肌肉若一；故能寿敝天地⑤，无有终始，此其道生。

【注释】

①真人：洞彻阴阳规律，保全精神真气，修为达到最高境界的人。

②提挈：一手曰提，举物曰挈，即提地挈天。

③阴阳：谓世间所有事物与现象。

④呼吸精气：呼吸，指吐纳；精气指真气。

⑤寿敝天地：敝，尽也。即与天地同寿。

中古之时，有至人①者，淳德全道，和于阴阳，调于四时，去世离俗，

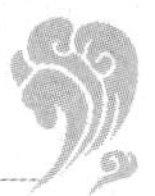

积精全神，游行天地之间，视听八达之外[②]，此盖益其寿命而强者也，亦归于真人。

【注释】

①至人：仅次于真人，道德高深，修为好者。

②八达之外：能远及八方。

其次有圣人者，处天地之和，从八风[①]之理，适嗜欲于世俗之间，无恚嗔[②]之心，举[③]不欲观于俗，外不劳形于事，内无思想之患，以恬愉[④]为务，以自得为功；形体不敝[⑤]，精神不散[⑥]，亦可以百数。

【注释】

①八风：东风、西风、南风、北风、东南风、西北风、东北风、西北风。

②恚嗔：恼怒与愤恨。

③举：行为。

④恬愉：乐观、愉快。

⑤敝：败坏、衰老。

⑥散：耗散。

其次有贤人[①]者，法则[②]天地，象似如月，辨列[③]星辰，逆从[④]阴阳，分别四时；将从上古，合同于道，亦可使益寿[⑤]而有极时。

【注释】

①贤人：次于圣人、修为较好之善人。

②则：依据。

③辨列：分析、认识。

④逆从：适时调理。

⑤益寿：延长寿命。

四气调神大论

春三月[①]，此谓发陈[②]，天地俱生，万物以荣，夜卧早起，广步于庭，被发缓形[③]，以使志生，生而勿杀，予而勿夺，赏而勿伐，此春气之应，养生[④]之道也。逆之则伤肝，夏为寒变[⑤]，奉长[⑥]者少。

【注释】

①春三月：立春至立夏。

②发陈：推陈出新。

③被发缓形：被，披也；缓，放松。

④养生：养护春生之气。

⑤寒变：应热而反寒。

⑥奉长：奉，伺奉；长，指夏日长旺之气。

夏三月[①]，此谓蕃秀[②]，天地气交，万物华实[③]，夜卧早起，勿厌于日，使志无怒，使华英成秀[④]，使气得泄，若所爱在外[⑤]，此夏气之应，养长[⑥]之道也。逆之则伤心，秋为痎疟[⑦]，奉收[⑧]者少，冬至重病[⑨]。

【注释】

①夏三月：立夏至立秋。

②蕃秀：繁荣茂盛。

③华实：开花结果。

④使华英成秀：花叶繁茂，果实累累的美丽景象。

⑤若所爱在外：繁荣之气展现外露。

⑥养长：养护成长之气。

⑦痎疟：疟疾病。

⑧奉收：伺奉收敛之气。

⑨重病：重复发病。

秋三月[①]，此为容平[②]，天气以急，地气以明，早卧早起，与鸡俱兴[③]，使志安宁，以缓秋刑[④]，收敛神气，使秋气平，无外其志，使肺气清，此秋气之应，养收之道也。逆之则伤肺，冬为飧泄[⑤]，奉藏[⑥]者少。

【注释】

①秋三月：立秋至立冬。

②容平：容，容纳；平，成熟。

③与鸡俱兴：兴，活动。和鸡一样作息。

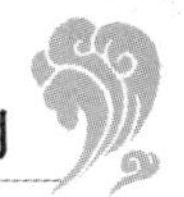

④秋刑：刑，刑杀。

⑤飧泄：水谷不分之泄泻。

⑥奉藏：伺奉冬令闭藏之气。

冬三月[①]，此谓闭藏[②]，水冰地坼[③]，无扰乎阳[④]，早卧早起，必待日光。使志若伏若匿[⑤]，若有私意，若已有得，去寒就温，无泻皮肤，使气亟夺[⑥]，此冬气之应，养藏[⑦]之道也。逆之则伤肾，春为痿厥[⑧]，奉生[⑨]者少。

【注释】

①冬三月：立冬至立春。

②闭藏：潜伏，固密。

③坼：裂开。

④无扰乎阳：不要扰动阳气。

⑤匿：藏匿，埋伏。

⑥亟夺：频繁地消耗。

⑦养藏：养护冬令固密之气。

⑧痿厥：萎软曰痿，冰冷曰厥。

⑨奉生：伺奉春生之气。

天气清净[①]，光明者也，藏德不止[②]，故不下也。天明则日月不明，邪害空[③]窍，阳气者闭塞，地气者冒明，云雾不精，则上应白露不下，交通不表[④]，万物命故不施，不施则名木多死。恶气[⑤]不发，风雨不节，白露不下，则菀槁[⑥]不荣。贼风数至，暴雨数[⑦]起，天地四时不相保，与道相失，则未央[⑧]绝灭。唯圣人从之，故身无疾病，万物不失，生气不竭。

【注释】

①净：作“静”字解。

②藏德不止：藏，隐藏不露；德，促进万物生化之能量；不止，健运不息。

③空：通孔。

④交通不表：升降窒塞不通。

⑤恶气：愤怒之气，即不正常之气。岁运至此，四之气大暑、立秋、处暑、白露应是太阴湿土之气，湿热之气上蒸，清凉之露下降，若非如此，

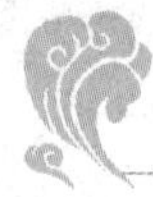

则属“恶气”。

⑥菀槁：菀，郁也；槁，枯也。言草木枯槁不荣。

⑦数：屡次。

⑧未央：不到一半。

逆春气则少阳[1]不生，肝气内变；逆夏气则太阳不长，心气内洞；逆秋气则太阴不收，肺气焦满；逆冬气则少阴不藏，肾气独沉[2]。

【注释】

①少阳、太阳、太阴、少阴：四个季度之代词。少阳，即春季，太阳，即夏季，太阴，即秋季，少阴，即冬季。

②独沉：病也。

夫四时阴阳[1]者，万物之根本也。所以圣人春夏养阳，秋冬养阴，以从其根[2]，故与万物浮沉于生长之门。逆其根，则伐其本，坏其真矣。故阴阳四时者，万物之终始也，死生之本也。逆之则灾害生，从之则苛疾不起，是为得道。道者，圣人行之，愚者佩之[3]。

【注释】

①四时阴阳：四时，即春、夏、秋、冬；阴阳，即上文所说少阳、太阳、太阴、少阴。

②以从其根：阳为阴之根，阴为阳之根。春夏养阳，即养阳之根阴，阳气才能繁荣旺发；秋冬养阴，则养阴之根阳，阴气才能生化充沛。

③佩之：佩，通“背”，即违背也。

从阴阳则生，逆之则死，从之则治，逆之则乱；反顺为逆，是为内格[1]。是故圣人不治已病治未病，不治已乱治未乱，此之谓也。夫病已成而后药之，乱已成而后治之，譬犹渴而穿井，斗而铸锥[2]，不亦晚乎！

【注释】

①内格：内，指体内；格，即格拒。体内机能与外界环境格格不入，不相适应。

②锥：一作兵，指兵器。

本 神 篇

智者之养生也，必顺四时而适寒暑，和喜怒而安居处，节阴阳而调刚柔，如是，则僻邪[①]不至，长生久视。

【注释】

①僻邪：致病之邪气。

生气通天论

故阳气者，一日而主外，平旦[①]人气生，日中[②]而阳气隆，日西[③]而阳气已虚，气门[④]乃闭。是故暮而收拒，勿扰筋骨，勿见雾露，反此三时，形乃困薄[⑤]。

【注释】

①平旦：早上四时，太阳露出地平线时。

②日中：上午十二点。

③日西：下午日落时分。

④气门：玄府，汗孔。

⑤形乃困薄：形，形体；困，困倦；薄，侵伤。人体被邪气侵伤后出现病变。

岐伯曰：阴者，藏精而起亟也[①]；阳者，卫外而为固也。阴不胜其阳，则脉流薄疾[②]，并[③]乃狂；阳不胜其阴，则五脏气争，九窍不通。是以圣人陈阴阳[④]，筋骨和同，骨髓坚固，血气皆从，如是则内外调和，邪不能害，耳目聪明，气立如故。

【注释】

①阴者，藏精而起亟也：亟，作“气”解。即阴精生阳气也。

②薄疾：急迫之意。

③并：合并。

④陈阴阳：陈，铺设、排列。

凡阴阳之要，阳密乃固[①]。两者不和[②]，若春无秋，若冬无夏；因而和之，是为圣度[③]。

【注释】

①阳密乃固：密，固密，保护。阳气发挥好了保护作用，外邪不能侵入，内在脏腑气血的功能也不会发生紊乱。

②两者不和：两者，谓阴与阳也；和，平衡协调。

③圣度：最好之法度。

谨和五味，骨正[①]筋柔，气血以流，腠理[②]乃密，如是则骨气以精[③]，谨道如法[④]，长有天命[⑤]。

【注释】

①骨正：骨骼正直。

②腠理：腠，汗孔；理，肌肉之纹理。

③精：精粹，刚强。

④法：养生之法。

⑤天命：天赋之寿命。

阴阳应象大论

调此二者[①]奈何？岐伯曰：能知七损八益[②]，则二者可调，不知用此，则早衰之节也。年四十而阴气自半也，起居衰矣；年五十，体重，耳目不聪明矣；年六十，阴痿，气大衰，九窍不利，下虚上实[③]，涕泣俱出矣。故曰：知之则强，不知则老，故同出而名异耳。智者察同，愚者察异，愚者不足，智者有余，有余则耳目聪明，身体轻强，老者复壮，壮者益治。是以圣人为无为之事，乐恬淡之能，从愉快志于虚无之守，故寿命无穷，与天地终，此圣人之治身也。

贤人上配天以养头，下象地以养足，中旁人事以养五脏。故治不法天之纪[④]，不用地之理[⑤]，则灾害至矣。

【注释】

①二者：指阴阳。

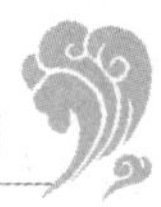

②七损八益：七损，指女子以七为纪，月经以时下，故谓七损；八益指男子以八为纪，精气充满，故谓八益。

③九窍不利，下虚上实：眼耳口鼻加前后二阴，为九窍；不利，不通畅；下虚，正气虚；上实，邪气实。

④纪：规律。

⑤理：道理。

五脏生成篇

多食咸，则脉凝泣[①]而变色；多食苦，则皮槁而毛拔；多食辛，则筋急而爪枯；多食酸，则肉胝皱[②]而唇揭[③]；多食甘，则骨痛而发落；此五味之所伤也。故心欲苦，肺欲辛，肝欲酸，脾欲甘，肾欲咸，此五味之所合[④]也。

【注释】

①脉凝泣：泣，涩也。

②胝皱：皮增厚为胝；皱缩为皱。

③揭：掀起。

④合：相宜。

脏气法时论

肝色青，宜食甘，粳米、牛肉、枣、葵皆甘；心色赤，宜食酸，小豆、犬肉、李、韭皆酸；肺色白，宜食苦，麦、羊肉、杏、薤皆苦；脾色黄，宜食咸，大豆、豚肉、栗、藿皆咸；肾色黑，宜食辛，黄黍、鸡肉、桃、葱皆辛。辛散、酸收、甘缓、苦坚、咸耎，毒药攻邪，五谷[①]为养，五果[②]为助，五畜[③]为益，五菜[④]为充[⑤]，气味和而服之，以补精益气。此五者，有辛、酸、甘、苦、咸，各有所利，或散，或收，或缓，或急，或坚，或耎，四时五脏，并随五味所宜也。

【注释】

①五谷：泛指粮食作物。

②五果：桃、李、杏、栗、枣。

③五畜：牛、羊、豚、鸡、犬。

④五菜：泛指各种蔬菜，如葵、藿、韭、薤、葱。

⑤充：充实。

宣明五气论

五味所入：酸入肝，辛入肺，苦入心，咸入肾，甘入脾，是谓五入。

五脏所恶[①]：心恶热，肺恶寒，肝恶风，脾恶湿，肾恶燥，是谓五恶。

五味所禁[②]：辛走气，气病无多食辛；咸走血，血病无多食咸；苦走骨，骨病无多食苦；甘走肉，肉病无多嗜甘；酸走筋，筋病无多食酸；是谓五禁，无令多食。

【注释】

①恶：音同“污”，憎厌。

②禁：禁忌。

八正神明论

帝曰：星辰八正[①]何候？岐伯曰：星辰者，所以制日月之行也；八正者，所以候八风之虚邪以时至者也；四时者，所以分春秋冬夏之气所在，以时调之也，八正之虚邪而避之勿犯也。以身之虚，而逢天之虚，两虚相感，其气至骨，入则伤五脏；工[②]候救之，弗能伤也，故曰天忌不可不知也。

【注释】

①八正：指春分、秋分、夏至、冬至、立春、立夏、立秋、立冬。

②工：指医生。

帝曰：善。其法星辰者，余闻之矣，愿闻法往古者，先知针经[①]也。验

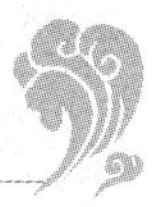

于来今者，先知日之寒温，月之虚盛，以候气之浮沉，而调之于身，观其立有验也。观其冥冥[2]者，言形气荣卫之不形于外，而工独知之，以日之寒温，月之虚盛，四时气之浮沉，参伍相合而调之，工常先见之，然而不形于外，故曰观于冥冥焉。通于无穷者，可以传于后世也，是故工之所以异也。然而不形见于外，故俱不能见也，视之无形，尝之无味，故谓冥冥，若神仿佛[3]。

【注释】

①针经：指灵枢经。

②冥冥：幽暗不明。

③仿佛：依稀可见，不明朗。

帝曰：妙乎哉论也！合人形于阴阳四时虚实之应，冥冥之期，其非夫子，孰能通之。然夫子数言形与神，何谓形，何谓神？愿卒闻之。岐伯曰：请言形，形乎形，目冥冥，问其所病，索之于经，慧然在前，按之不得，不知其情，故曰形。帝曰：何谓神？岐伯曰：请言神，神乎神，耳不闻，目明，心开，而志先，慧然独悟，口弗能言，俱视独见适若昏，昭然独明，若风吹云，故曰神。《三部九候》为之原，《九针》之论，不必存也。

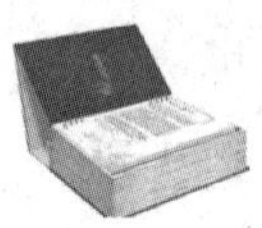

因机病形论第五

因机病形，古称“病能”，谓致病之因，成病之机，与病后之所见形证也。凡病之生，皆有原因，外则风、寒、暑、湿、燥、火及疫疠、戾气；内则喜、怒、忧、思、悲、恐、惊之七情；又有不内外因，饮食、痰饮、瘀血，抑或虫兽金刃，房室之所伤。诸因所至，发病与否，在乎人体正气之盛衰，所谓正气内存，邪不可干，邪之所凑，其气必虚者是也。然，何谓“正气”？“正气”者，卫气也。卫气乃水谷之悍气，其气慓疾滑利，先行于四末分肉皮肤之间，熏于肓膜，散于胸腹，所以温分肉，充皮肤，肥腠理，司开阖者也。卫气之功能，即现今所谓之“免疫系统”，具有抵御病邪侵袭、修复疾病损伤之功能。卫气一旦失职，疾病一旦发生，或阳虚阴盛，或阳盛阴衰，或肝强脾弱，或木火刑金，或气滞血瘀，或痰阻水停，此皆病机之所在；病因而致病机，病机遂致病形，病形所见，千奇百怪，或疼或痒，或胀或满，或利或噎，或泄或秘，或在五脏，或在六腑，或在经络，或在筋骨肌肉，虽无一定之律，要在阴阳二字中求之则得矣。如阳虚阴盛则形寒畏冷，手足厥冷，或小便清长，大便泄泻，甚则完谷不化等乃为阴证；而阳盛阴虚者，则但热不寒，口干口渴，大便干燥，小便黄赤等，乃是阳证。篇中所录，因、机、病形悉备，倘能熟解，临床则无所遗矣。

生气通天论

因于寒，欲如运枢[①]，起居如惊[②]，神气乃浮[③]；因于暑，汗，烦则喘喝[④]，静则多言，体若燔炭，汗出则散；因于湿，首如裹；湿热不攘[⑤]，大筋緛[⑥]乃短，小筋弛[⑦]长，緛乃短为拘[⑧]，弛长为痿；因于气，为肿，四维相代[⑨]，阳气乃竭。

【注释】

①运枢：运，转动；枢，枢纽。

②惊：卒然妄动。

③浮：浮越。

④喘喝：喘，喘息；喝，喘息时发出之声音。

⑤攘：消除。

⑥緛：挛缩。

⑦弛：纵弛。

⑧拘：挛急。

⑨四维相代：四维，四肢；相代，互相替代。

阳气者，烦劳则张[①]，精绝[②]，辟积[③]于夏，使人煎厥[④]；目盲不可以视，耳闭不可以听，溃溃乎若坏都[⑤]，汩汩乎[⑥]不可止。阳气者，大怒则形气绝[⑦]，而血菀[⑧]于上，使人薄厥[⑨]。

【注释】

①张：亢盛。

②绝：衰竭。

③辟积：重复之意。

④煎厥：病名。煎，火热煎熬；厥，突然昏倒，不省人事。

⑤溃溃乎若坏都：溃溃乎，堤坝崩溃，大水涌泻状；若，如也；坏都，聚水之处。

⑥汩汩乎：水流不止貌。

⑦形气绝：形气，指经络气血；绝，隔塞不通。

⑧菀：郁结也。

⑨薄厥：病名。薄，气血相迫，厥，指气逆而昏聩。

有伤于筋，纵[①]，其若不容[②]。汗出偏沮[③]，使人偏枯[④]。汗出见湿，乃生痤疿[⑤]。高粱[⑥]之变，足生大丁[⑦]，受若持虚[⑧]。劳汗当风，寒薄为皶[⑨]，郁乃痤。

【注释】

①纵：弛缓。

②不容：不受支配。

③汗出偏沮：偏，一侧；沮，水湿。即半身出汗。

④偏枯：半身不遂。

⑤痤疿：汗疹。

⑥高粱：高，通膏，指肥美饮食。

⑦足生大丁：足，足以、能够；丁，通疔。

⑧受若持虚：形容非常容易。像拿着空旷的器具接受东西一样。

⑨皶：指粉刺。

阳气者，精[①]则养神，柔则养筋。开阖[②]不得，寒气从之，乃生大偻[③]；陷脉为瘘[④]，留连肉腠[⑤]，俞[⑥]气化薄，传为善畏，及为惊骇；营气不从，逆于肉理，乃生痈肿；魄汗[⑦]未尽，形弱而气烁，穴俞以闭，发为风疟[⑧]。

【注释】

①精：精微物质。

②开阖：开与合，指汗孔之开合。

③大偻：身体俯偻，即弯腰驼背。

④瘘：瘘，漏也，如痔漏。

⑤肉腠：肌肉缝隙。

⑥俞：经穴。

⑦魄汗：肺藏魄，肺气不固而出汗，谓之魄汗。

⑧风疟：疟疾之一种，症状是先热后冷，自汗，头痛，烦躁。

故风者，百病之始也[①]；清净[②]则肉腠闭拒，虽有大风苛毒[③]，弗之能害，此因时之序也。

【注释】

①风者，百病之始也：诸邪入侵人体，风乃向导，且风性开疏，邪入有门，故为百病之始。

②清净：指不妄作劳，恬淡虚无。

③大风苛毒：性质毒烈指邪气。

风客[①]淫[②]气，精乃亡[③]，邪伤肝[④]也。因而饱食，筋脉横解[⑤]，肠澼[⑥]为痔；因而大饮，则气逆[⑦]；因而强力[⑧]，肾气乃伤，高骨乃坏。

故阳强不能密，阴气乃绝；阴平阳秘[⑨]，精神乃治；阴阳离绝，精气乃绝。

【注释】

①客：侵入。

②淫：浸淫、侵害。

③亡：损耗。

④伤肝：风气通于肝，故伤肝。

⑤横解：横逆损伤。

⑥肠澼：即痢疾。

⑦大饮，则气逆：大饮，大量饮酒；酒性暴烈冲上，故气逆。

⑧强力：勉强用力。

⑨阴平阳秘：阴安于内，阳固于外，阴阳协调。

因于露风，乃生寒热，是以春伤于风，邪气留连，乃为洞泄[①]；夏伤于暑，秋为痎疟；秋伤于湿，上逆而咳，发为痿厥[②]；冬伤于寒，春必温病[③]。四时之气，更伤五脏。

【注释】

①洞泄：水谷不化之泄泻，亦名飧泻。

②痿厥：痿，痿弱；厥，气逆。

③温病：温热性疾病。

阴之所生，本在五味[①]；阴之五宫[②]，伤在五味。是故味过于酸，肝气以津[③]，脾气乃绝；味过于咸，大骨气劳[④]；短肌，心气抑[⑤]；味过于甘，心气喘满，色黑，肾气不衡[⑥]；味过于苦，脾气不濡[⑦]，胃气乃厚[⑧]；味过于辛，筋脉沮弛[⑨]，精神乃央[⑩]。

【注释】

①五味：甘、苦、辛、酸、咸。

②五宫：五脏。

③津：太盛而渗溢之意。

④大骨气劳：大骨，高骨，即两髋骨；气劳，疲困。

⑤抑：抑制不舒。

⑥衡：衡，平满。

⑦濡：滋润。

⑧厚：饮食积滞不消。

⑨沮弛：松弛。

⑩央：殃也。

金匮真言论

东风生于春[①]，病在肝，俞在颈项[②]；南风生于夏，病在心，俞在胸胁；西风生于秋，病在肺，俞在肩背；北风生于冬，病在肾，俞在腰股[③]；中央为土，病在脾，俞在脊。

故春气[④]者，病在头；夏气者，病在脏[⑤]；秋气者，病在肩背；冬气者，病在四支[⑥]。

【注释】

①东风生于春：春主甲乙木，位在东方，故东风生于春。以下南风、西风、北风，其义以此类推。

②俞在颈项：俞，指穴位。

③股：大腿。

④气：指外界之气候。

⑤脏：内脏。

⑥四支：支，通肢。

故春善病鼽衄[①]，仲夏善病胸胁，长夏善病洞泄寒中[②]，秋善病风疟[③]，冬善病痹厥。

故冬不按蹻[④]，春不鼽衄，春不病颈项，仲夏不病胸胁，长夏不病洞泄寒中，秋不病风虐，冬不病痹厥。飧泄而汗出也。

夫精[⑤]者，身之本也，故藏于精者，春不病温；夏暑汗不出者，秋成风疟。此平人之脉法也。

【注释】

①鼽衄：鼽，清鼻涕；衄，鼻出血。

②寒中：里寒。

③风疟：疟之一种。

④按跷：古代外治法，按摩推拿。

⑤精：水谷精气。

阴阳应象大论

寒极生热，热极生寒[①]，寒气生浊，热气生清，清气在下，则生飧泄，浊气在上，则生䐜胀[②]，此阴阳反作[③]，病之逆从[④]也。

【注释】

①寒极生热，热极生寒：冬至一阳生，夏至一阴生，此事物发展之规律。

②䐜胀：胸腹胀满。

③阴阳反作：指阴阳规律不正常。

④逆从：逆，反常；从，正常。

阴胜[①]则阳病，阳胜则阴病。阳胜则热，阴胜则寒。重[②]寒则热，重热则寒。寒伤形，热伤气；气伤痛，形伤肿。故先痛而后肿者，气伤形也，先肿而后痛者，形伤气也。

【注释】

①胜：偏盛。

②重：重叠、极端。

风胜则动[①]，热胜则肿，燥胜则干，寒胜则浮[②]，湿胜则濡泄[③]。

【注释】

①动：摇动，作抽搐痉挛解。

②浮：虚浮，浮肿。

③濡泄：大便稀薄。

天有四时五行，以生长收藏，以生寒暑燥湿风；人有五脏化五气[①]，以生喜怒思忧恐。故喜怒伤气，寒暑伤形，暴怒伤阴，暴喜伤阳。厥气[②]上行，满脉去形。喜怒不节，寒暑过度，生乃不固。故重阴必阳，重阳必阴[③]。故曰：冬伤于寒，春必病温；春伤于风，夏生飧泄；夏伤于暑，秋必痎疟；秋伤于湿，冬生咳嗽。

【注释】

①五气：五脏之气。

②厥气：厥逆不顺之气。

③重阴必阳，重阳必阴：阴气过盛，反见阳化，阳气过盛者，反见阴化。

帝曰：法[①]阴阳奈何？岐伯曰：阳胜则身热，腠理闭，喘粗为之俛仰[②]，汗不出而热，齿干以烦冤[③]，腹满死，能[④]冬不能夏。阴胜则身寒，汗出，身常清，数栗而寒，寒则厥，厥则腹满死，能夏不能冬。此阴阳更胜[⑤]之变，病之形能[⑥]也。

故天之邪气，感则害人五脏；水谷之寒热，感则害于六腑，地之湿气，感则害皮肉筋脉。

【注释】

①法：取法、效法。

②俛仰：即俯仰。

③烦冤：烦闷，混乱。

④能：耐之意。

⑤更胜：迭为盛盛。

⑥病之形能：病之形态。

阴阳别论

二阳[①]之病发心脾，有不得隐曲[②]，女子不月[③]，其传为风消[④]，其传为息贲[⑤]者，死不治。

【注释】

①二阳：阳明为二阳。

②隐曲：委屈难言。

③不月：月经不潮。

④风消：病名。因风生热，耗伤津液，而致形体消瘦之病。

⑤息贲：息，谓气息喘急；贲，奔也，即气机上逆。

三阳[①]为病，发寒热，下为痈肿，及为痿厥[②]腨痟[③]，其传为索泽[④]，其传为颓疝[⑤]。

【注释】

①三阳：太阳为三阳。

②痿厥：足膝无力为痿；逆冷为厥。

③腨痟：即腿肚酸痛。

④索泽：干燥不润泽。

⑤颓疝：有二说：一谓小腹控卵（睾丸），肿急绞痛；一谓阴囊肿坠如斗，不痛不痒。

一阳[①]发病，少气，善咳，善泄，其传为心掣[②]，其传为隔[③]。

【注释】

①一阳：即少阳。

②心掣：心脏掣痛。

③隔：饮食不下，二便不通。

二阳一阴[①]发病，主惊骇，背痛，善噫[②]，善欠[③]，名曰风厥[④]。二阴[⑤]一阳发病，善胀，心满善气[⑥]。三阳三阴[⑦]发病，为偏枯痿易[⑧]，四肢不举。

【注释】

①一阴：厥阴。

②噫：嗳气。

③欠：呵欠。

④风厥：风厥数见，而其义不同：此处之风厥，指肝气犯胃之肝胃不和；在《评热病论》中之风厥，指太阳少阴病；而在《五变》篇则指因风而致

汗漏不止。

⑤二阴：少阴。

⑥善气：太息之别名。

⑦三阴：太阴。

⑧痿易：无力而变化无常。

阴争于内，阳扰于外，魄汗未藏[①]，四逆而起，起则熏肺，使人喘鸣[②]。

阴之所生，和本[③]曰和，是故刚与刚，阳气破散，阴气乃消亡，淖[④]则刚柔不和，经气乃绝。

【注释】

①魄汗未藏：因肺气不固皮毛而汗出，谓之魄汗。

②起则熏肺，使人喘鸣：邪气上熏于肺，肺气急促逆上，而致喘息有音。

③和本：和，指宁和；本，指阴阳。

④淖：阴气溢泄。

脉要精微论

岐伯曰：反四时者[①]，有余为精[②]，不足为消[③]。应太过，不足为精；应不足，有余为消。阴阳不相应，病名曰关格。

【注释】

①反四时者：脉与四时常脉相反。

②有余为精：有余，指邪气有余；精，作“邪”字讲。

③不足为消：不足，指正气不足。

五脏生成论

卧出而风吹之，血凝于肤者为痹，凝于脉者为泣[①]，凝于足者为厥，此三者，血行而不得反其空[②]，故为痹厥也。

【注释】

①泣：涩也。

②空：孔也。

玉机真脏论

是故风者，百病之长也[①]。今风寒客于人，使人毫毛毕直，皮肤闭而为热，当是之时，可汗而发也；或痹不仁肿痛，当是之时，可汤熨及火灸刺而去之。弗治，病入舍于肺，名曰肺痹，发咳上气。弗治，肺即传而行之肝，病名曰肝痹，一名曰厥，胁痛出食，当是之时，可按若刺耳。弗治，肝传之脾，病名曰脾风发瘅[②]，腹中热，烦心出黄，当此之时，可按、可药、可浴。弗治，脾传之肾，病名曰疝瘕，少腹冤热[③]而痛，出白[④]，一名曰蛊[⑤]，当此之时，可按、可药。弗治，肾传之心，病筋脉相引而急，病名曰瘛[⑥]，当此之时，可灸、可药；弗治，满十日法当死。肾因传之心，心即复反传而行之肺，发寒热，法当三岁[⑦]死，此病之次也。然其卒发者，不必治于传。或其传化有不以次，不以次入者，忧恐悲喜怒，令不得以其次，故令人有大病矣。因而喜大虚，则肾气乘[⑧]矣，怒则肝气乘矣，悲则肺气乘矣，恐则脾气乘矣，忧则心气乘矣，此其道也。故病有五，五五二十五变，及其传化。传，乘之名也。

【注释】

①风者，百病之长也：风乃六淫之长，故为百病之长。

②脾风发瘅：脾风，指热；发瘅，发黄疸。

③冤热：热极而烦闷。

④出白：小便出白，即白淫。

⑤蛊：蛊者，虫之多也，此处指因病情深重，使人混乱丧志。

⑥瘛：病名，抽搐。

⑦三岁：当作三日。

⑧乘：欺凌。

脏气法时论

肝病者，两胁下痛引少腹，令人善怒；虚则目䀮䀮[①]无所见，耳无所闻，善恐，如人将捕之。气逆则头痛，耳聋不聪，颊肿。

【注释】

①目䀮䀮：目视不明，眼睛昏花。

心病者，胸中痛，胁支痛，胁下痛，膺[①]背肩胛间痛，两臂内痛；虚则胸腹大，胁下与腰相引而痛。

脾病者，身重，善饥，肉痿，足不收，行善瘛，脚下痛，虚则腹满肠鸣，飧泄食不化。

肺病者，喘咳逆气，肩背痛，汗出，尻阴股膝髀腨胻[②]足皆痛；虚则少气，不能报息[③]，耳聋嗌干。

肾病者，腹大胫肿，喘咳身重，寝汗出[④]，憎风[⑤]；虚则胸中痛，大腹、小腹痛，清厥[⑥]，意不乐。

【注释】

①膺：原意是承受、讨伐，此处指胸部。

②尻阴股膝髀腨胻：尻，脊骨尽处；髀，股骨；腨，小腿肚；胻，胫骨。

③不能报息：呼吸气短。

④寝汗出：睡眠中出汗。

⑤憎风：怕风。

⑥清厥：清冷而气逆。

宣明五气论

五气[①]所病：心为噫，肺为咳，肝为语[②]，脾为吞[③]，肾为欠为嚏，胃为气逆为哕，大肠、小肠为泄，下焦溢为水[④]，膀胱不利为癃[⑤]、不约[⑥]为遗尿，胆为怒，是谓五病。

【注释】

①五气：此处指五脏之邪气。

②语：多言之意。

③吞：吞酸之意。

④水：指水肿病。

⑤癃：小便不通。

⑥约：约束，节制。

五精[①]所并[②]：精气并于心则喜，并于肺则悲，并于肝则忧，并于脾则畏，并于肾则恐。是谓五并，虚而相并者也。

【注释】

①五精：五脏之精气。

②并：合并。

五病所发：阴病发于骨，阳病发于血，阴病发于肉，阳病发于冬，阴病发于夏，是谓五发。

五邪所乱：邪入于阳则狂，邪入于阴则痹，搏[①]阳则为巅疾[②]，搏阴则为喑[③]，阳入之阴则静，阴出之阳则怒，是谓五乱。

【注释】

①搏：侵入；

②巅疾：巅，巅顶，指头顶部。

③喑：发不出音。

离合真邪论

夫圣人之起度数，必应于天地。故天有宿度[①]，地有经水，人有经脉。天地温和，则经水安静；天寒地冻，则经水凝涩；天暑地热，则经水沸溢；卒风暴起，则经水波涌而陇起[②]。夫邪之入于脉也，寒则血凝涩，暑则气淖泽，虚邪因而入客，亦如经水之得风也，经之动脉，其至也亦时陇起。其行于脉中，循循然，其至寸口中手也，时大时小，大则邪至，小则平，其行无常处，在阴在阳，不可为度，从而察之，三部九候，卒然逢之，早遏其路[3]。

【注释】

①宿度：宿，星宿。古代天文学按照星宿所在之位置，将周天置划为三百六十五度，谓之“宿度”。

②陇起：陇，通隆。

③早遏其路：堵断道路。

太阴阳明论

黄帝问曰：太阴、阳明为表里，脾胃脉也，生病而异者何也？岐伯对曰：阴阳异位，更虚更实，更逆更从[1]，或从内，或从外，所从不同，故病异名也。帝曰：愿闻其异状也。岐伯曰：阳者，天气也，主外，阴者，地气也，主内；故阳道实，阴道虚[2]。故犯贼风虚邪者，阳受之；饮食不节，起居不时者，阴受之。阳受之则入六腑[3]；阴受之则入五脏。入六腑，则身热，不时卧，上为喘呼；入五脏，则䐜满闭塞，下为飧泄，久为肠澼。故喉主天气，咽主地气；故阳受风气，阴受湿气。故阴气从足上行至头，而下行循臂至指端；阳气从手上行至头，而下行至足。故曰：阳病者，上行极而下[4]；阴病者，下行极而上。故伤于风者，上先受之，伤于湿者，下先受之。

【注释】

①更虚更实，更逆更从：更，替换之意。春夏阳明实，太阴虚；秋冬太阴实，阳明虚，此即更逆更从也。

②阳道实，阴道虚：阳刚为实，阴柔为虚。又外邪多有余，为阳道实，内伤多不足，为阴道虚。

③阳受之则入六腑；阴受之则入五藏：此处阴阳所指，意义不一。即以形气言，则邪气无形而入五脏，水谷有形而入六腑；以表里言，府属阳主外，贼风虚邪多从外入，脏属阴，饮食不节多从内受。其实亦不尽然，此当概而论之也。

④阳病者，上行极而下：阴病者，下行极而上：此句言邪随气转也。

脾病而四支不用，何也？岐伯曰：四支皆禀[①]气于胃，而不得至经[②]，必因于脾，乃得禀也。今脾病不能为胃行其津液，四支不得禀水谷气，气日以衰，脉道不利，筋骨肌肉，皆无气已生，故不用焉。

【注释】

①禀：承受、接受。

②至经：至，到达；经，经脉。

阳明脉解篇

黄帝问曰：足阳明之脉病，恶[①]人与火，闻木音则惕然而惊，钟鼓不为动。闻木音而惊，何也？愿闻其故。岐伯对曰：阳明者，胃脉也，胃者，土也，故闻木音而惊者，土恶木也。帝曰：善。其恶火何也？岐伯曰：阳明主肉，其脉血气盛，邪客之则热，热甚则恶火。帝曰：其恶人何也？岐伯曰：阳明厥则喘而惋[②]，惋则恶人。帝曰：或喘而死者，或喘而生者，何也？岐伯曰：厥逆连脏则死，连经则生。

【注释】

①恶：厌恶。

②惋：心中不舒畅。

帝曰：善。病甚则弃衣而走，登高而歌，或至不食数日，逾[①]垣上屋，所上之处，皆非其素所能也，病反能者何也？岐伯曰：四支者，诸阳之本也，阳盛则四支实，实则能登高也。帝曰：其弃衣而走者何也？岐伯曰：热盛于身，故弃衣欲走也。帝曰：其妄言骂詈[②]，不避亲疏，而不欲食，不欲食，故妄走也[③]。

【注释】

①逾：跳跃。

②骂詈：诽谤诅咒。

③故妄走也：走，一作语。

热论篇

今夫热病者，皆伤寒之类也。或愈或死，其死皆以六、七日之间，其愈皆以十日以上者何也？不知其解，愿闻其故。岐伯对曰：巨阳[①]者，诸阳之属[②]也，其脉连于风府[③]，故为诸阳主气也。人之伤于寒也，则为病热，热虽甚不死，其两感[④]于寒而病者，必不免于死。

【注释】

①巨阳：太阳。

②诸阳之属：太阳为六经之长，六经皆受太阳统辖，故为诸阳之属。

③风府：穴名，在项后，入发际一寸，属督脉经，是太阳、督脉、阳维之会。

④两感：阴阳表里同时受病为两感，如太阳、少阴同病。

帝曰：愿闻其状。岐伯曰：伤寒一日，巨阳受之，故头项痛，腰脊强；二日，阳明受之，阳明主肉，其脉夹鼻，络于目，故身热[①]，目疼而鼻干，不得卧[②]也；三日，少阳受之，少阳主胆[③]，其脉循胁络于耳，故胸胁痛而耳聋。三阳经络皆受其病，而未入于脏[④]者，故可汗而已。四日，太阴受之，太阴脉布胃中，络于嗌，故腹满而嗌干；五日，少阴受之，少阴脉贯肾，络于肺，系舌本，故口燥舌干而渴；六日，厥阴受之，厥阴脉循阴器而络于肝，故烦满而囊[⑤]缩。三阴三阳、五脏六腑皆受病，荣卫不行，五脏不通，则死矣。

【注释】

①身热：张景岳曰：伤寒多发热，而独此云身热者，盖阳明主肌肉，身热尤甚也。

②不得卧：身热则烦，故不得卧。

③少阳主胆：此处胆字，当作“骨”字。盖太阳主皮肤，阳明主肌肉，少阳主骨。

④脏：指里。

⑤囊：指阴囊。

其不两感于寒者，七日巨阳病衰，头痛少愈；八日阳明病衰，身热少愈；九日少阳病衰，耳聋微闻；十日太阴病衰，腹减如故，则思饮食；十一日

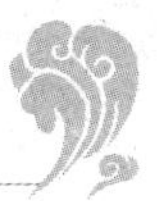

少阴病衰，渴止不满[①]，舌干已而嚏[②]；十二日厥阴病衰，囊纵，少腹微下，大气[③]皆去，病日已矣。

【注释】

①不满：此二字，衍文。

②嚏：为阳气充满之象。《灵枢·口问》曰：阳气和则嚏。

③大气：大邪也，指外感六淫之邪。

帝曰：热病已愈，时有所遗[①]者，何也？岐伯曰：诸遗者，热甚而强食之，故有所遗也。若此者，皆病已衰而热有所藏，因其谷气相薄[②]，两热相合[③]，故有所遗也。

凡病伤寒而成温者，先夏至日者为病温，后夏至日者为病暑，暑当与汗皆出，勿止。

【注释】

①遗：余也，作遗留解。

②薄：搏也，冲突胶结。

③两热相合：两热，所藏之热，与新谷入胃后之热互相浸薄。

评热病论

黄帝问曰：有病温者，汗出辄复热，而脉躁疾[①]，不为汗衰，狂言不能食，病名为何？岐伯对曰：病名阴阳交[②]，交者死也。帝曰：愿闻其说？岐伯曰：人所以汗出者，皆生于谷，谷生于精。今邪气交争于骨肉而得汗者，是邪却而精胜也。精胜，则当能食而不复热，复热者，邪气也，汗者，精气也；今汗出而辄复热者，是邪胜也，不能食者，精无俾[③]也，病而留者，其寿可立而倾[④]也。且夫《热论》曰：汗出而脉尚躁盛者死，今脉不与汗相应，此不胜其病也，其死明矣。狂言者，是失志，失志者死。今见三死[⑤]，不见一生，虽愈必死也。

【注释】

①躁疾：指脉搏之跳动甚快。

②阴阳交：热邪（阳邪）陷入阴分销铄精气，谓之阴阳交。

③精无俾：俾，补益之意，精无俾，指精气没有后继之援。

④倾：倾倒、危险、败坏。

⑤三死：汗后辄复发，不能食者，一死也；汗出而脉尚躁疾者，二死也；汗后反狂言失志者，三死也。

帝曰：有病身热，汗出烦满，烦满不为汗解，此为何病？岐伯曰：汗出而身热者风也，汗出而烦满不解者厥[①]也，病名曰风厥。帝曰：愿卒[②]闻之？岐伯曰：巨阳主气，故先受邪；少阴与其为表里也，得热则上从之[③]，从之则厥也。帝曰：治之奈何？岐伯曰：表里刺之[④]，饮之服汤[⑤]。

【注释】

①厥：气上逆。

②卒：尽也。

③上从之：谓少阴随从太阳而上也。

④表里刺之：泻太阳之表，补少阴之里。

⑤汤：指汤药。

帝曰：劳风[①]为病何如？岐伯曰：劳风法在肺下[②]，其为病也，使人强上冥视[③]，唾出若涕[④]，恶风而振寒，此为劳风之病。帝曰：治之奈何？岐伯曰：以救俯仰[⑤]。巨阳引精者[⑥]三日，中年者五日，不精者七日。咳出青黄涕，其状如脓，大如弹丸，从口中若鼻中出，不出则伤肺，伤肺则死也。

【注释】

①劳风：因劳累后而伤于风者。

②法在肺下：肺之下，四椎、五椎、六椎之间。

③强上冥视：强上，头项僵硬；冥视，视物昏花。

④唾出若涕：所唾黏稠。

⑤以救俯仰：俯仰，因呼吸困难而俯而仰；救俯仰者，通利肺气。

⑥巨阳引精者：巨阳，太阳也；引精，引导精气。精藏少阴，静而不动，必借阳气上引而动而升，故有此言。

帝曰：有病肾风者，面胕[①]痝然[②]壅[③]，害于言，可刺否？岐伯曰：虚不当刺。不当刺而刺，后五日其气[④]必至[⑤]。帝曰：其至何如？岐伯曰：至必少气时热，时热从胸背上至头，汗出手热，口干苦渴，小便黄，目下肿，腹中鸣，身重难以行[⑥]，月事不来，烦而不能食，不能正偃[⑦]，正偃则咳，病名曰风水[⑧]，论在《刺法》中。

【注释】

①胕：足背。

②瘫然：肿起貌。

③壅：目下臃肿如蚕。

④气：指病气。

⑤至：到达。

⑥身重难以行：胃主肌肉，其脉行于足，水气聚于其中，故身重不能行。

⑦正偃：即仰卧。

⑧风水：病名，因风而病水肿，故名。

帝曰：愿闻其说。岐伯曰：邪之所凑，其气必虚。阴虚者阳必凑[①]之，故少气时热而汗出也。小便黄者，少腹中有热也。不能正偃者，胃中不和也。正偃则咳甚，上迫肺也。诸有水气者，微肿先见于目下也。帝曰：何以言？岐伯曰：水者阴也，目下亦阴也，腹者至阴之所居，故水在腹者，必使目下肿也。真气上逆[②]，故口苦舌干，卧不得正偃，正偃则咳出清水也。诸水病者，故不得卧，卧则惊，惊则咳甚也。腹中鸣者，病本于胃也。薄脾则烦不能食，食不下者，胃脘隔也。身重难以行者，胃脉在足也。月事不来者，胞[③]脉闭也；胞脉者，属心而络于胞中，今气上迫肺，心气不得下通，故月事不来也。帝曰：善。

【注释】

①凑：凑也，即侵犯之意。

②真气上逆：心藏之气是谓火气，因水而迫，故上逆也。

③胞：子宫。

逆调论

黄帝问曰：人身非常[1]温也，非常热也，为之热而烦满者，何也？岐伯曰：阴气少而阳气胜[2]，故热而烦满也。帝曰：人身非衣寒[3]也，中非有寒气也，寒从中生[4]者何？岐伯曰：是人多痹气[5]也，阳气少，阴气多，故身寒如从水中出。

【注释】

①非常：非同一般。

②阴气少而阳气胜：阴气，谓诸阴经之气与营气；阳气，谓诸阳经之气与卫气。

③衣寒：衣服单薄。

④寒从中生：寒冷之气从体内而生。

⑤痹气：《圣济总录》曰：阳虚生外寒，阴盛生内寒，人身阴阳偏胜则自内生寒热，不必外伤于邪气也。痹气内寒者以气痹而血不能运，阳虚而阴自胜也；故血凝泣而脉不通，其证身寒如从水中出也。

帝曰：人有四肢热，逢风寒如炙如火[1]者，何也？岐伯曰：是人者，阴气虚，阳气盛，四肢者，阳也，两阳相得[2]，而阴气虚少，少水[3]不能灭盛火[4]，而阳独治[5]，独治者，不能生长[6]也，独胜而止耳。逢风而如炙如火者，是人当肉烁[7]也。

【注释】

①如炙如火：极其灼热也。

②两阳相得：四肢属阳，风亦属阳，风邪感于四肢，谓之两阳相得。

③少水：指阴气衰少。

④盛火：指阳气过盛。

⑤独治：阴虚至极，则阳气独治。

⑥不能生长：独阴不生，独阳不长。

⑦肉烁：火灼液枯，肌肉瘦削。

帝曰：人有身寒，汤火不能热，厚衣不能温，然不冻栗[1]，是为何病？

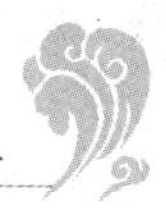

岐伯曰：是人者，素肾气胜，以水为事[②]，太阳气衰，肾脂枯不长；一水不能胜两火[③]，肾者水也，而生于骨，肾不生，则髓不能满，故寒甚至骨也。所以不能冻栗者，肝一阳也，心二阳也[④]，肾孤脏[⑤]也，一水不能胜二火，故不能冻栗，病名曰骨痹，是人当挛节[⑥]也。

【注释】

①冻栗：寒冷而战栗。

②以水为事：涉水、游泳、饮茶、嗜酒、体内湿气偏盛，皆以水为事之意。

③一水不能胜两火：此句为衍文。

④肝一阳也，心二阳也：阳，即火也。此下文之一水不能胜二火之火也。

⑤孤脏：指肾脏而言，肾为阴中之阴，故为孤脏。

⑥挛节：骨节挛急。

帝曰：人之肉苛[①]者，虽近衣絮犹尚苛也，是谓何疾？岐伯曰：荣气虚，卫气实[②]也。荣气虚则不仁[③]，卫气虚则不用[④]，荣卫俱虚，则不仁且不用；肉如故也[⑤]，人身与志不相有[⑥]，曰死。

【注释】

①苛：麻痹、麻木不仁。

②荣气虚，卫气实也：实，虚字之误。

③不仁：不知寒热痛痒之谓。

④不用：不能举动。

⑤肉如故也：故，作苛。

⑥人身与志不相有：身体不受意志（大脑）支配。

帝曰：人有逆气，不得卧而息[①]有音者；有不得卧而息无音者；有起居如故而息有音者；有得卧，行而喘者；有不得卧，不能行而喘者；有不得卧，卧而喘者，皆何脏使然？愿闻其故。岐伯曰：不得卧而息有音者，是阳明之逆也，足三阳者下行，今逆而上行，故息有音也。阳明者，胃脉也，胃者，六腑之海，其气亦下行，阳明逆，不得从其道，故不得卧也。《下经》[②]曰：胃不和则卧不安[③]，此之谓也。夫起居如故而息有音者，此肺之络脉逆也；络脉不得随经上下，故留经而不行，络脉之病人也微，故起居如故而息有音也。夫不得卧，卧则喘者，是水气之客也；夫水者，随津液而流也，肾者，水脏，主津液，主卧与喘[④]也。帝曰：善。

【注释】

①息：指呼吸，一呼一吸谓之息。

②《下经》：古时医书名。

③卧不安：反复不宁，不能安卧或睡眠。

④主卧与喘：水病者，其本在肾，其末在肺，故不得卧，卧则喘也。

疟　论

黄帝问曰：夫痎疟[①]皆生于风，其蓄作[②]有时者何也？岐伯对曰：疟之始发也，先起于毫毛，伸欠[③]乃作，寒栗鼓颔[④]，腰脊俱痛，寒去则内外皆热，头痛如破，渴欲冷饮。

【注释】

①痎疟：痎，亦疟病，指二日一发之疟疾。但此处所说之疟，一日一发之疟。

②蓄作：蓄，指停止不发；作，指发作。

③伸欠：伸，肢体伸展；欠，呵欠。阳引而伸，阴引而欠。

④寒栗鼓颔：寒冷颤抖，上下颌鼓颤。

帝曰：何气使然？愿闻其道。岐伯曰：阴阳上下交争[①]，虚实更作[②]，阴阳相移[③]也。阳并于阴，则阴实而阳虚，阳明虚则寒栗鼓颔也；巨阳虚则腰背头项痛；三阳俱虚，则阴气胜，阴气胜则骨寒而痛，寒生于内，故中外皆寒。阳盛则外热，阴虚则内热，内外皆热，则喘而渴，故欲冷饮也。此皆得之夏伤于暑，热气盛，藏于皮肤之内，肠胃之外，此荣气之所舍也。此令人汗空疏，腠理开，因得秋气，汗出遇风，及得之以浴，水气舍于皮肤之内，与卫气并居；卫气者，昼日行于阳，夜行于阴，此气得阳而外出，得阴而内薄，内外相薄，是以日作。

【注释】

①阴阳上下交争：阳气下行极而上，阴气上行极而下，谓阴阳上下交争。

②虚实更作：阴盛则阳虚，阳盛则阴虚，互虚互实，谓虚实更作。

③阴阳相移：阴并于阳，阳并于阴，互相移易，谓之相移。

帝曰：其间日而作者何也？岐伯曰：其气之舍深，内薄于阴，阳气独发，阴邪内著，阴与阳争不得出，是以间日而作也。

帝曰：善。其作日晏与其日早者，何气使然？岐伯曰：邪气客于风府，循膂[①]而下，卫气一日一夜大会于风府，其明日日下一节，故其作也晏，此先客于脊背也。每至于风府，则腠理开，腠理开则邪气入，邪气入则病作，以此日作稍益晏也。其出于风府，日下一节，二十五日下至骶骨[②]；二十六日入于脊内，注于伏膂之脉[③]；其气上行，九日出于缺盆[④]之中。其气日高，故作日益早也。其间日发者，由邪气内薄于五脏，横连募原[⑤]也，其道远，其气深，其行迟，不能与卫气俱行，不得皆出，故间日乃作也。

【注释】

①膂：背脊曰膂。

②骶骨：尾骶骨。

③伏膂之脉：即太冲脉。

④缺盆：指任脉之天突。

⑤募原：指膈募之原系、膈间之薄膜。

帝曰：夫子言卫气每至于风府，腠理乃发，发则邪气入，入则病作。今卫气日下一节，其气之发也，不当风府，其日作者奈何？岐伯曰：此邪气客于头项，循臂而下者也，故虚实不同，邪中异所，则不得当其风府也。故邪中于头项者，气至[①]头项而病；中于手足者，气至手足而病；卫气之所在，与邪气相合，则病作。故风无常府，卫气之所发[②]，必开其腠理，邪气之所合，则其府也[③]。

【注释】

①气至：指卫气之至。

②卫气之所发：卫气之所发，当作卫气之所应。

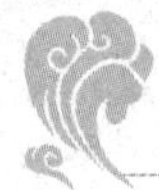

③则其府也：此句当为“其病作”。

帝曰：善。夫风之与疟也，相似同类，而风独常在，疟得有时而休者何也？岐伯曰：风气留其处，故常在；疟气随经络沉[1]以内薄，故卫气应乃作。

帝曰：疟先寒而后热者何也？岐伯曰：夏伤于大暑，其汗大出，腠理开发，因遇夏气凄沧[2]之水寒，藏于腠理皮肤之中，秋伤于风，则病成矣。夫寒者，阴气也，风者，阳气也，先伤于寒而后伤于风，故先寒而后热也，病以时作，名曰寒疟。

帝曰：先热而后寒者何也？岐伯曰：此先伤于风，而后伤于寒，故先热而后寒也，亦以时作，名曰温疟。

其但热而不寒者，阴气先绝，阳气独发，则少气烦冤[3]，手足热而欲呕，名曰瘅[4]疟。

【注释】

①沉：当作“次”字。

②凄沧：大凉也。

③冤：作苦闷解。

④瘅：但热不寒之疟。

帝曰：夫《经》言[1]有余者写之，不足者补之。今热为有余，寒为不足。夫疟者之寒，汤火不能温也，及其热，冰水不能寒也，此皆有余不足之类。当此之时，良工不能止，必须其自衰乃刺之，其故何也？愿闻其说。岐伯曰：经言无刺熇熇[2]之热，无刺浑浑[3]之脉，无刺漉漉[4]之汗，故为其病逆，未可治也。夫疟之始发也，阳气并于阴，当是之时，阳虚而阴盛，外无气[5]，故先寒栗也。阴气逆极，则复出之阳，阳与阴复并于外，则阴虚而阳实，故先热而渴。夫疟气者，并于阳则阳胜，并于阴则阴胜，阴胜则寒，阳胜则热。疟者，风寒之气不常也，病极则复[6]。至病之发也，如火之热，如风雨不可当也；故经言曰：方其盛时必毁[7]，因其衰也，事必大昌，此之谓也。夫疟之未发也，阴未并阳，阳未并阴，因而调之，真气得安，邪气乃亡；故工不能治其已发，为其气逆也。

【注释】

①《经》言：谓《灵枢经》。

②熇熇：热气炽盛。

③浑浑：脉象混乱之象。

④漉漉：形容汗出之状。

⑤外无气：外无卫气之护卫。

⑥病极则复：疟病发作严重之极，则稍作休止，然后又复发作。

⑦方其盛时必毁：疟发邪盛时不可攻邪，攻之则损伤正气。

帝曰：善。攻之奈何？早晏何如？岐伯曰：疟之且发也，阴阳之且移也，必从四末始也。阳已伤，阴从之，故先其时坚束其处[1]，令邪气不得入，阴气不得出，审候见之，在孙络盛坚而血者，皆取之，此真往而未得并者也。

【注释】

①坚束其处：坚束，保卫；其处，疟邪所在之处。即将邪气封堵在这里，不致窜入其他部位。

帝曰：疟不发，其应何如？岐伯曰：疟气者，必更盛更虚，当气之所在也，病在阳，则热而脉躁；在阴，则寒而脉静；极则因阳俱衰，卫气相离，故病得休；卫气集，则复病也。

帝曰：时有间二日或至数日发，或渴或不渴，其故何也？岐伯曰：其间日者，邪气与卫气客于六腑[1]，而有时相失，不能相得，故休数日乃作也。疟者，阴阳更胜也，故甚或不甚，故或渴或不渴。

帝曰：《论》言夏伤于暑，秋必病疟，今疟不必应者，何也？岐伯曰：此应四时者也。其病异形者，反四时也。其以秋病者寒甚，以冬病者寒不甚，以春病者恶风，以夏病者多汗。

【注释】

①客于六腑：客，会合；六腑，当是风府。

帝曰：夫病温疟与寒疟，而皆安舍？舍于何脏？岐伯曰：温疟者，得之冬中于风，寒气藏于骨髓之中，至春则阳气大发[1]，邪气不能自出，因遇大暑，脑髓烁[2]，肌肉消，腠理发泄，或有所用力，邪气与汗皆出，此病藏于肾，其气先从内出之于外也。如是者，阴虚而阳盛，阳盛则热矣；衰则气复返入，入则阳虚，阳虚则寒矣，故先热而后寒者，名曰温疟。帝曰：瘅疟何如？岐伯曰：瘅疟者，肺素有热，气盛③于身，厥逆上冲，中气实而不外泄，因有所用力，腠理开，风寒舍于皮肤之内，分肉之间而发，发则阳气盛，阳气盛而不衰，则病矣。其气不及于阴，故但热而不寒，气内藏于心，而外舍于分肉之间，令人消烁脱肉，故命曰瘅疟。帝曰：善。

【注释】

①阳气大发：春天，人体阳气随时令而兴奋活跃。

②脑髓烁：暑热之气耗伤精髓，使人精神疲倦，犹如脑髓被消耗。

③气盛：肺受热邪熏蒸而气逆胸满。

气　厥　论

黄帝问曰：五脏六腑，寒热相移①者何？岐伯曰：肾移寒于脾②，痈肿少气③。脾移寒于肝，痈肿，筋挛。肝移寒于心，狂，隔中④。心移寒于肺，肺消⑤，肺消者，饮一溲二，死不治。肺移寒于肾，为涌⑥水，涌水者，按腹不坚，水气客于大肠，疾行则鸣濯濯⑦，如囊裹浆，水之病也。脾移热于肝，则为惊衄。肝移热于心，则死。心移热于肺，传为膈消⑧。

【注释】

①移：转移。

②脾：王冰云，当作肝。

③痈肿少气：痈，通壅，水泛侮土而为臃肿；阳虚不能化气，故少气。

④隔中：病名，食入反出，后沃沫者。

⑤肺消：病名。心火不足，不能温养肺金肺气不温，则津液不化，故饮一而溲二也。

⑥涌：水自下而上谓之涌。亦阳虚不化所致。

⑦濯濯：水涌之声音。

⑧膈消：病名，膈上燥热，饮后即消之证。

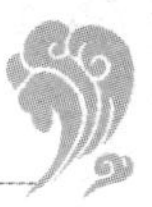

肺移热于肾，传为柔痓[1]。肾移热于脾，传为虚，肠澼死，不可治。胞移热于膀胱，则癃溺血。膀胱移热于小肠，隔肠不便，上为口糜。小肠移热于大肠，为虙瘕，为沉[2]。大肠移热于胃，善食而瘦，又谓之食亦[3]。胃移热于胆，亦曰食亦。胆移热于脑，则辛頞[4]鼻渊，鼻渊者，浊涕下不止也，传为衄衊[5]瞑目[6]。故得之气厥[7]也。

【注释】

①柔痓：病名。参《金匮》。

②为虙瘕，为沉：虙，伏也；瘕可移动之积块。沉，指痔疮。

③食亦：病名，能食而消瘦懈惰。

④辛頞：病名。頞，鼻梁之山根，鼻梁感觉辛辣之证。

⑤衄衊：流鼻血。

⑥瞑目：目不明。

⑦气厥：气逆。

咳　论

黄帝问曰：肺之令人咳何也？岐伯对曰：五脏六腑皆令人咳，非独肺也。帝曰：愿闻其状。岐伯曰：皮毛者，肺之合也，皮毛先受邪气，邪气以从其合也。其寒饮食入胃[1]，从肺脉上至于肺，则肺寒，肺寒则内外合邪，因而客之，则为肺咳。五脏各以其时[2]受病，非其时，各传已与之。

人与天地相参[3]，故五脏各以治时[4]感于寒则受病，微则为咳，甚则为泄为痛。乘秋则肺先受邪，乘春则肝先受之，乘夏则心先受之，乘至阴则脾先受之，乘冬则肾先受之。

帝曰：何以异之？岐伯曰：肺咳之状，咳而喘息有音，甚则唾血。心咳之状，咳则心痛，喉中介介[5]如梗状，甚则咽肿喉痹。肝咳之状，咳则两胁下痛，甚则不可以转[6]，转则两胠下满。脾咳之状，咳则右胁下痛，阴阴引肩背[7]，甚则不可以动，动则咳剧。肾咳之状，咳则腰背相引而痛，甚则咳涎[8]。

【注释】

①其寒饮食入胃：肺脉起于中焦，环循胃口，上膈属肺，故饮食之寒必伤于肺。

②各以其时：五脏各有所主之时令，如肝主春，肺主秋。

③参：相合、相应。

④治时：同“各以其时”。

⑤介介：指喉中如有坚硬之物碍阻不舒。

⑥不可以转：活动不灵活。

⑦阴阴引肩背：阴阴，通隐隐。

⑧咳涎：稠痰也。

帝曰：六腑之咳奈何？安所受病？岐伯曰：五脏之久咳，乃移于六腑。脾咳不已，则胃受之，胃咳之状，咳而呕，呕甚则长虫[①]出。肝咳不已，则胆受之，胆咳之状，咳呕胆汁。肺咳不已，则大肠受之，大肠咳状，咳而遗失[②]。心咳不已，则小肠受之，小肠咳状，咳而失气[③]，气与咳俱失。肾咳不已，则膀胱受之，膀胱咳状，咳而遗溺。久咳不已，则三焦受之，三焦咳状，咳而腹满，不欲食饮。此皆聚于胃，关于肺，使人多涕唾而面浮肿气逆也。

【注释】

①长虫：即蛔虫。

②遗失：失，当作“矢”，即屎也。

③失气：当作“矢气”，即放屁。

举痛论

黄帝问曰：余闻善言天者，必有验于人；善言古者，必有合于今；善言人者，必有厌[①]于己。如此则道不惑而要数极，所谓明也。今余问于夫子，令言而可知[②]，视而可见[③]，扪而可得[④]，令验于己而发蒙解惑，可得而闻乎？岐伯再拜稽首[⑤]对曰：何道之问也？帝曰：愿闻人之五脏卒痛，何气使然？

岐伯曰：经脉流行不止，环周不休。寒气入经而稽迟[⑥]，泣而不行，客于脉外则血少，客[⑦]于脉中则气不通，故卒然而痛。

【注释】

①厌：引申为“满足”。

②言而可知：闻听病人所述而知病情。

③视而可见：经望诊而知病情。

④扪而可得：以切诊而探知病情。

⑤稽首：点头。

⑥稽迟：稽留、迟滞。

⑦客：侵犯。

帝曰：其痛或卒然而止者，或痛甚不休者，或痛甚不可按者，或按之而痛止者，或按之无益者，或喘动[①]应手者，或心与背相引而痛者，或胁肋与少腹相引而痛者，或腹痛引阴股者，或痛宿昔[②]而成积者，或卒然痛死不知人，有少间复生者，或痛而呕者，或腹痛而后泄者，或痛而闭不通者；凡此诸痛，各不同形，别之奈何？

【注释】

①喘动：喘动，指腹中筑动。

②宿昔：稽留过久。

岐伯曰：寒气客于脉外，则脉寒，脉寒则缩蜷[①]，缩蜷则脉绌急[②]，则外引小络，故卒然而痛，得炅[③]则痛立止；因重中于寒，则痛久矣。寒气客于经脉之中，与炅气相薄，则脉满，满则痛而不可按也。寒气稽留，炅气从上，则脉充大[④]而血气乱，故痛甚不可按也。寒气客于肠胃之间膜原之下，血不得散，小络急引，故痛，按之则血气散，故按之痛止。寒气客于夹脊之脉，则深按之不能及，故按之无益也。寒气客于冲脉，冲脉起于关元，随腹直上，寒气客则脉不通，脉不通则气因之[⑤]，故喘动应手矣。寒气客于背俞之脉，则脉泣，脉泣则血虚，血虚则痛，其俞注于心，故相引而痛。按之则热气至，热气至则痛矣。寒气客于厥阴之脉，厥阴之脉者，络阴器，系于肝，寒气客于脉中，则血泣脉急，故胁肋与少腹相引而痛矣。厥气客于阴股，寒气上及少腹，血泣在下相引，故腹痛引阴股。寒气客于小肠膜原之间，络血之中，血泣不得注于大经[6]，血气稽留不得行，故宿昔而成积矣。寒气客于五脏，厥逆上泄[7]阴气竭，阳气未入，故卒然痛死不知人，气复返，则生矣。寒气客于肠胃，厥逆上出，故痛而呕也。寒气客于小肠，小肠不得成聚，故后[8]泄腹痛矣。热气留于小肠，肠中痛，瘅热焦渴，则坚干[9]不得出，故痛而闭不通矣。

【注释】

①缩蜷：挛缩不伸。

②绌急：弯曲拘急。

③炅：热。

④脉充大：邪阻血瘀致脉络粗大。

⑤气因之：气因寒邪阻塞而亦不通畅。

⑥大经：较大之血脉。

⑦上泄：气机上逆。

⑧后：肛门。

⑨坚干：干燥坚硬。

帝曰：所谓言而可知者也。视而可见奈何？岐伯曰：五脏六腑，固尽有部，视其五色，黄赤为热，白为寒，青黑为痛，此所谓视而可见者也。帝曰：扪而可得奈何？岐伯曰：视其主病之脉，坚而血及陷下[1]者，皆可扪而可得也。

【注释】

①坚而血及陷下：邪积则坚，血气不足则生阴证。

帝曰：善。余知百病生于气也。怒则气上，喜则气缓，悲则气消，恐则气下，寒则气收，炅则气泄，惊则气乱，劳则气耗，思则气结，九气不同，何病之生？岐伯曰：怒则气逆，甚则呕血及飧泄，故气上矣。喜则气和志达，荣卫通利，故气缓矣。悲则心系急，肺布叶举[1]，而上焦不通，荣卫不散，热气在中，故气消矣。恐则精却[2]，却则上焦闭，闭则气还，还则下焦胀，故气不行矣[3]。寒则腠理闭，气不行[4]，故气收矣。炅则腠理开，荣卫通汗大泄，故气泄。

惊则心无所倚，神无所归，虑无所定，故气乱矣。劳则喘息汗出，外内皆越[⑤]，故气耗矣。思则心有所存，神有所归，正气留而不行，故气结矣。

【注释】

①肺布叶举：肺脏胀大，肺叶上举。

②却：退一日。

③故气不行矣：此句“不”字当作“下”。

④气不行：此句气不行，指营卫之气不行。

⑤内外皆越：越者，散越也，指气因喘（内）与汗出（外）而耗散。

腹中论篇

黄帝问曰：有病心腹满，且食则不能暮食，此为何病？岐伯对曰：名为鼓胀。帝曰：治之奈何？岐伯曰：治之以鸡矢醴[①]，一剂知[②]，二剂已[③]。帝曰：其时有复发者何也？岐伯曰：此饮食不节，故时有病也。虽然其病且已，时故当病气聚于腹也。

【注释】

①鸡屎醴：可以治疗鼓胀病之药酒。

②知：见效。

③已：病愈。

帝曰：有病胸胁支满者，妨于食，病至则先闻腥臊臭，出清液[①]，先唾血，四肢清，目眩，时时前后血，病名为何？何以得之？岐伯曰：病名血枯。此得之年少时，有所大脱血，若醉入房中，气竭肝伤，故月事衰少不来也。帝曰：治之奈何？复以何术？岐伯曰：以四乌贼骨[②]，一芦茹[③]二物并合之，丸以雀卵[④]，大如小豆，以五丸为后饭，饮以鲍鱼汁[⑤]，利肠中及伤肝也。

【注释】

①出清液：口泛清水。

②乌贼骨：药名。

③芦茹：即茜草。

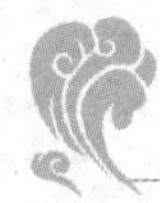

④雀卵：入药可以补精益血，治男子阳痿，女子带下及闭经。

⑤鲍鱼汁：治女子血枯病。

帝曰：病有少腹盛，上下左右皆有根，此为何病？可治不？岐伯曰：病名曰伏梁。帝曰：伏梁何因而得之？岐伯曰：裹大脓血，居肠胃之外，不可治，治之每切按之致死。帝曰：何以然？岐伯曰：此下则因阴，必下脓血，上则迫胃脘，出膈，侠胃脘内痈，此久病也，难治。居齐[①]上为逆，居齐下为从，勿动亟夺[②]，论在《刺法》中。

【注释】

①齐：脐也。

②勿动亟夺：动，指按摩；夺，指攻下。

帝曰：人有身体髀股胻皆肿，环齐而痛，是为何病？岐伯曰：病名伏梁，此风根[①]也。其气溢于大肠，而著于肓[②]，肓之原在齐下，故环齐而痛也。不可动之，动之为水溺[③]涩之病。

【注释】

①风根：即寒气。

②肓：指气海。

③水溺：指小便。

帝曰：夫子数言热中、消中，不可服高粱[①]、芳草、石药，石药发瘨，芳草发狂。夫热中、消中者，皆富贵人也；今禁高粱，是不合其心，禁芳草、石药，是病不愈，愿闻其说。岐伯曰：夫芳草之气美，石药之气悍，二者其气急疾坚劲，故非缓心和人，不可以服此二者。帝曰：不可以服此二者，何以然？岐伯曰：夫热气慓悍[②]，药气亦然，二者相遇，恐内伤脾。脾者土也，而恶木。服此药者，至甲乙日更论[③]。

【注释】

①高粱：即膏粱厚味。

②慓悍：隽猛。

③更论：再看。

帝曰：善。有病膺肿颈痛，胸满腹胀，此为何病？何以得之？岐伯曰：

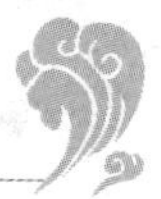

名厥逆[①]。帝曰：治之奈何？岐伯曰：灸之则喑，石之[②]则狂，须其气并[③]，乃可治也。帝曰：何以然？岐伯曰：阳气重上，有余于上。灸之则阳气入阴，入则喑，石之则阳气虚，虚则狂；须其气并而治之，可使全[④]也。帝曰：善。何以知怀子之且生也？岐伯曰：身有病而无邪脉也。

帝曰：病热而有所痛者何也？岐伯曰：病热者，阳脉也，以三阳之动[⑤]也，人迎一盛少阳，二盛太阳，三盛阳明。入阴也[⑥]，夫阳入于阴，故病在头与腹，乃䐜胀而头痛也，帝曰：善。

【注释】

①厥逆：病名，即膺肿颈痛，胸满腹胀之证。

②石之：砭石。

③气并：阴气与阳气交合。

④全：痊愈。

⑤三阳之动：少阳、阳明、太阳三经之脉动。

⑥入阴也：此三字属衍文。

皮　部　论

是故百病之始生也，必先客于皮毛，邪中之则腠理开，开则入客于络脉，留而不去，传入于经，留而不去，传入于府，廪[①]于肠胃。邪之始入于皮也，泝然起毫毛，开腠理；其入于络也，则络脉盛，色变；其入客于经也，则感虚乃陷下[②]。其留于筋骨之间，寒多则筋挛骨痛；热多则筋弛骨消，肉烁䐃破，毛直而败。

【注释】

①廪：积聚。

②感虚乃陷下：邪气乘虚而陷入。

其色多青则痛，多黑则痹，黄赤则热，多白则寒，五色皆见，则寒热也。

风论篇

黄帝问曰：风之伤人也，或为寒热，或为热中[①]，或为寒中[②]，或为疠风，或为偏枯[③]，或为风也，其病各异，其名不同，或内至五脏六腑，不知其解，愿闻其说。岐伯对曰：风气藏于皮肤之间，内不得通，外不得泄，风者善行而数变，腠理开则洒然寒，闭则热而闷，其寒也则衰饮食，其热也则消肌肉，故使人怢栗[④]而不能食，名曰寒热。风气与阳明入胃，循脉而上至目内眦，其人肥，则风气不得外泄，则为热中而目黄[⑤]；人瘦，则外泄而寒，则为寒中而泣出[⑥]。风气与太阳俱入，行诸脉俞，散于分肉之间[⑦]，与卫气相干，其道不利，故使肌肉愤䐜而有疡，卫气有所碍而不行，故其肉有不仁也。疠者，有荣气热胕[⑧]，其气不清，故使其鼻柱坏而色败，皮肤疡溃。风寒客于脉而不去，名曰疠风，或名曰寒热。

【注释】

①热中：热邪中伤体内。

②寒中：寒邪中伤体内。

③偏枯：即半身不遂。

④怢栗：因寒而战栗。

⑤热中而目黄：热邪熏烁故目黄。

⑥寒中而泣出：寒伤则津液不收故泣出。

⑦分肉之间：骨与肌肉之间。

⑧荣气热胕：跗者，腐也。荣气因热邪煎灼而腐烂。

以春甲乙[①]伤于风者为肝风，以夏丙丁伤于风者为心风，以季夏戊己伤于邪者为脾风，以秋庚辛中于邪者为肺风，以冬壬癸中于邪[②]者为肾风。

风中五脏六腑之俞，亦为脏腑之风，各入其门户所中，则为偏风。

【注释】

①春甲乙：春季属木，甲乙亦属木，指木旺之时。以下夏丙丁、季夏戊己、秋庚辛、冬壬癸，皆仿此义。

②邪：此指风邪。

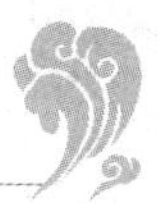

风气循风府[①]而上，则为脑风；风入系头，则为目风眼寒；饮酒中风，则为漏风；入房汗出中风，则为内风；新沐[②]中风，则为首风；久风入中，则为肠风飧泄；外在腠理，则为泄风。故风者，百病之长也，至其变化，乃为他病也，无常方，然致有风气也。

【注释】

①风府：穴名。

②沐：洗浴。

帝曰：五脏风之形状不同者何？愿闻其诊及其病能[①]。岐伯曰：肺风之状，多汗恶风，色皏然白[②]，时咳短气，昼日则差[③]，暮则甚，诊在眉上，其色白。心风之状，多汗，恶风，焦绝[④]，善怒吓，赤色，病甚则言不可快，诊在口，其色赤。肝风之状，多汗恶风，善悲，色微苍，嗌干善怒，时憎女子，诊在目下，其色青。脾风之状，多汗恶风，身体怠惰，四肢不欲动，色薄微黄，不嗜食，诊在鼻上，其色黄。肾风之状，多汗恶风，面痝然浮肿，脊痛不能正立，隐曲不利，诊在颐上，其色黑。胃风之状，颈多汗恶风，食饮不下，膈塞不通，腹善满，失衣则䐜胀，食寒则泄，诊形瘦而腹大。首风之状，头面多汗恶风，当先风一日则病甚，头痛不可以出内[⑤]，至其风日，则病少愈。漏风之状，或多汗，常不可单衣[⑥]，食则汗出，甚则身汗，喘息恶风，衣常濡[⑦]，口干善渴，不能劳事。泄风之状，多汗，汗出泄衣上，口中干上渍，其风不能劳事，身体尽痛则寒。帝曰：善。

【注释】

①病能：能，态、形态。

②皏然白：浅白色。

③差：通瘥。

④焦绝：焦燥之极。

⑤出内：内，指房间、屋里。

⑥常不可单衣：不可穿着单薄。

⑦衣常濡：衣服常常湿漉漉。

痹论篇

黄帝问曰：痹[①]之安生？岐伯对曰：风寒湿三气杂至，合而为痹也。其风气胜者为行痹[②]，寒气胜者为痛痹[③]，湿气胜者为著痹[④]也。

帝曰：其有五者何也？岐伯曰：以冬遇此者为骨痹，以春遇此者为筋痹，以夏遇此者为脉痹，以至阴[⑤]遇此者为肌痹，以秋遇此者为皮痹。

【注释】

①痹：痹，有二义。一指气血闭塞不通；一指疼痛性疾病。

②行痹：病名，指风邪入侵后身体、骨节，走注、游走性疼痛。

③痛痹：病名，指寒邪凝滞而严重之身体或骨节疼痛。

④著痹：病名，指湿邪入侵后，身体重着而疼痛。

⑤至阴：此处指长夏。

帝曰：内舍[①]五脏六腑，何气使然？岐伯曰：五脏皆有合[②]，病久而不去者，内舍于其合也。故骨痹不已，复感于邪，内舍于肾；筋痹不已，复感于邪，内舍于肝；脉痹不已，复感于邪，内舍于心；肌痹不已，复感于邪，内舍于脾；皮痹不已，复感于邪，内舍于肺。所谓痹者，各以其时重感于风寒湿之气也。

【注释】

①舍：邪入而居之，谓之舍。

②合：相合。

凡痹之客五脏者，肺痹者，烦满喘而呕；心痹者，脉不通，烦则心下鼓[①]，暴上气而喘，嗌干善噫，厥气上则恐；肝痹者，夜卧则惊，多饮数小便，上为引如怀[②]；肾痹者，善胀，尻以代踵，脊以代头；皮痹者，四肢解堕，发咳呕汁，上为大塞；肠痹者，数饮而出不得，中气喘争，时发飧泄；胞痹[③]者，少腹膀胱按之内痛，若沃[④]以汤，涩于小便，上为清涕。

【注释】

①心下鼓：心下跳动。

②上为引如怀：上引少腹，如同怀孕。

③胞痹：膀胱麻痹。

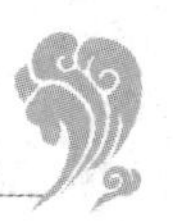

④沃：以水浇灌。

阴气[①]者，静则神藏，躁则消亡。饮食自倍，肠胃乃伤。淫气喘息，痹聚在肺；淫气忧思，痹聚在心；淫气遗溺，痹聚在肾；淫气乏竭[②]，痹聚在肝；淫气肌绝，痹聚在脾。诸痹不已，亦益内也，其风气胜者，其人易已也。

【注释】

①阴气：此指五脏之气。

②乏竭：指阴血乏竭。

帝曰：痹其时有死者，或疼久者，或易已者，其故何也？岐伯曰：其入脏者死，其留连筋骨间者疼久，其留皮肤间者易已。

帝曰：其客于六腑者何也？岐伯曰：此亦其食饮居处，为其病本也。六腑亦各有俞，风寒湿气中其俞，而食饮应之，循俞而入，各舍其腑也。

帝曰：以针治之奈何？岐伯曰：五脏有俞，六腑有合[①]，循脉之分，各有所发，各随其过，则病瘳[②]也。

【注释】

①合：指荣输所入之合穴，如胃之三里，大肠之巨虚上廉，小肠之巨虚下廉，三焦之委阳，膀胱之委中，胆之阳陵泉。

②瘳：疾病痊愈。

帝曰：荣卫之气，亦令人痹乎？岐伯曰：荣者，水谷之精气也，和调于五脏，洒陈[①]于六腑，乃能入于脉也；故循脉上下，贯五脏，络六腑也。卫者，水谷之悍气也，其气慓疾滑利，不能入于脉也；故循皮肤之中，分肉之间，熏于肓膜，散[②]于胸腹。逆其气则病，从其气则愈。不与风寒湿气合，故不为痹。

【注释】

①洒陈：散布。

②散：当作“聚”。

帝曰：善。痹，或痛，或不痛，或不仁，或寒，或热，或燥，或湿，其故何也？岐伯曰：痛者，寒气多也，有寒，故痛也。其不痛、不仁者，病久入深，荣卫之行涩，经络时疏[①]，故不痛，皮肤不营，故为不仁。其寒者，阳气少，阴气多，与病相益[②]，故寒也；其热者，阳气多，阴气少，病气胜，阳遭阴，故为痹热。其多汗而濡者，此其逢湿甚也，阳气少，阴气多，两气相感，故汗出而濡也。

【注释】

①疏：空虚。

②益：增加。

帝曰：夫痹之为病，不痛何也？岐伯曰：痹在于骨则重，在于脉则血凝而不流，在于筋则屈不伸，在于肉则不仁，在于皮则寒，故俱此五者，则不痛也。凡痹之类，逢寒则虫[①]，逢热则纵。帝曰：善。

【注释】

①虫：当作“急”。

痿 论 篇

黄帝问曰：五脏使人痿[①]何也？岐伯对曰：肺主身之皮毛，心主身之血脉，肝主身之筋膜[②]，脾主身之肌肉，肾主身之骨髓。故肺热叶焦，则皮毛虚弱急薄，著则生痿躄[③]也。心气热，则下脉厥而上，上则下脉虚，虚则生脉痿，枢折挈胫纵[④]而不任地也。肝气热，则胆泄口苦，筋膜干，筋膜干则筋急而挛，发为筋痿。脾气热，则胃干而渴，肌肉不仁，发为肉痿。肾气热，则腰脊不举，骨枯而髓减，发为骨痿。

【注释】

①痿：萎弱无力，不能运动。

②筋膜：肌肉脏腑之间之一种组织。

③痿躄：手足萎软之统称。

④枢折挈胫纵：枢折挈，关节不能运动；胫纵，足胫弛纵不能行走。

帝曰：何以得之？岐伯曰：肺者，脏之长也[①]，为心之盖也，有所失亡，所求不得则发肺鸣[②]，鸣则肺热叶焦。故曰：五脏因肺热叶焦，发为痿躄，此之谓也。悲哀太甚，则胞络[③]绝，胞络绝则阳气内动，发则心下崩[④]，数溲血[5]也。故《本病》[6]曰：大经空虚，发为肌痹，传为脉痿。思想无穷，所愿不得，意淫于外，入房[7]太甚，宗筋[8]弛纵，发为筋痿，及为白淫[9]。

【注释】

①肺者，脏之长也：肺居于胸而朝百脉，为五脏之长。

②肺鸣：指咳与喘。

③胞络：心包络。

④心下崩：病态，胞络绝，阳气动，为心下崩。

⑤数溲血：数，频繁，多次；溲血，尿血。

⑥《本病》：古代医书。

⑦入房：指男女房事活动。

⑧宗筋：前阴。

⑨白淫：病名，男子小便色白如浆，女子白带。

故《下经》[1]曰：筋痿者，生于肝，使内[2]也。有渐于湿[3]，以水为事，若有所留，居处相湿，肌肉濡渍[4]，痹而不仁，发为肉痿。故《下经》曰：肉痿者，得之湿地也。有所远行劳倦，逢大热而渴，渴则阳气内伐[5]，内伐则热舍于肾，肾者水脏也，今水不胜火，则骨枯而髓虚，故足不任身，发为骨痿。故《下经》曰：骨痿者，生于大热也。

【注释】

①《下经》：古书。

②使内：男女房事。

③渐于湿：湿邪逐渐入侵。

④濡渍：浸润。

⑤伐：戕害。

帝曰：何以别之？岐伯曰：肺热者，色白而毛败；心热者，色赤而络脉溢；肝热者，色苍而爪枯；脾热者，色黄而肉蠕[1]动；肾热者，色黑而齿槁。

帝曰：如夫子言可矣，《论》言[2]治痿者独取阳明，何也？岐伯曰：阳明者，五脏六腑之海，主闰[3]宗筋，宗筋主束骨而利机关[4]也。冲脉者，经脉之海也，主渗灌[5]溪谷，与阳明合于宗筋，阴阳揔[6]宗筋之会，会于气

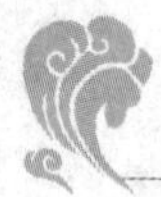

街，而阳明为之长，皆属于带脉，而络于督脉。故阳明虚则宗筋纵，带脉不引，故足痿不用也。帝曰：治之奈何？岐伯曰：各补其荥，而通其俞[⑦]，调其虚实，和其逆顺，筋脉骨肉，各以其时受月[⑧]，则病已矣。帝曰：善。

【注释】

①蠕：虫行貌，动也。

②《论》言：古书说。

③闰：通“润”。

④机关：侠髋曰机；腘上约关。

⑤渗灌：以水渗灌。

⑥揔：通“总”。

⑦荥……俞：五脏所主之穴位，所留为荥，荥通荣；所注为俞。

⑧时受月：时月所应之脏腑。正月、二月，人气在肝；三月、四月，人气在痞；五月、六月，人气在头；七月、八月，人气在肺；九月、十月，人气在心；十一月、十二月，人气在肾。

厥 论 篇

黄帝问曰：厥[①]之寒热者，何也？岐伯对曰：阳气[②]衰于下，则为寒厥；阴气[③]衰于下[④]，则为热厥。帝曰：热厥之为热也，必起于足下者何也？岐伯曰：阳气起于足五指之表，阴脉者，集于足下而聚于足心，故阳气胜，则足下热也。帝曰：寒厥之为寒也，必从五指而上于膝者，何也？岐伯曰：阴气起于五指之里，集于膝下而聚于膝上，故阴气胜，则从五指至膝上寒，其寒也，不从外，皆从内也。

【注释】

①厥：病名，阴阳气不相顺接之谓厥。

②阳气：指三阳脉之气。

③阴气：指三阴脉之气。

④下：谓足也。

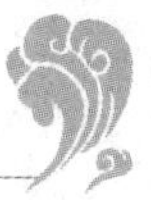

帝曰：寒厥何失而然也？岐伯曰：前阴者，宗筋之所聚，太阴、阳明之所合也。春夏则阳气多而阴气少，秋冬则阴气胜而阳气衰，此人者质壮，以秋冬夺于所用，下气上争不能复[①]，精气溢下，邪气因从之而上也；气因于中[②]，阳气衰，不能渗营其经络，阳气日损，阴气独在，故手足为之寒也。

【注释】

①下气上争不能复：下气者，肾气也，上，谓上焦之气，肾气因强力上争而不能复归于下。

②气因于中：寒气在中而损伤阳气。

帝曰：热厥何如而然也？岐伯曰：酒入于胃，则络脉满而经脉虚[①]，阴气虚则阳气入，阳气入则胃不和，胃不和则精气竭，精气竭则不营其四肢也。此人必数醉若饱以入房，气聚于脾中不得散，酒气与谷气相薄，热盛于中，故热偏于身，内热而溺赤也。夫酒气盛则慓悍，肾气有衰，阳气独胜，故手足为之热也。

【注释】

①络脉满而经脉虚：酒者，水谷之气，与剽悍之卫气同类，酒入于胃，则从卫气先行于皮肤之络脉，而不从脾气行之经脉，故云络脉满而经脉虚。

帝曰：厥或令人腹痛，或令人暴不知人[①]，或至半日远至一日乃知人者，何也？岐伯曰：阴气盛于上，则下虚，下虚则腹胀满；阳气盛于上，则下气重[②]上，而邪气[③]逆，逆则阳气乱，阳气乱则不知人也。

【注释】

①暴不知人：暴，卒然；不知人，昏迷不清。

②重：重并也。

③邪气：失常之气。

帝曰：善。愿闻六经脉之厥状病能[①]也。岐伯曰：巨阳之厥，则肿首头重，足不能行，发为眴仆[②]；阳明之厥，则癫疾欲走呼，腹满不得卧，面赤而热，妄见而妄言；少阳之厥，则暴聋，颊肿而热，胁痛，䯒不可以运；太阴之厥，则腹满䐜胀，后不利[③]，不欲食，食则呕，不得卧；少阴之厥，则口干溺赤，腹满心痛；厥阴之厥，则少腹肿痛，腹胀，泾溲不利，好卧屈膝，阴缩肿，骱内热。盛则泻之，虚则补之，不盛不虚，以经取之。

【注释】

①能：态也。

②眴仆：眴，目眩昏乱；仆，突然昏倒。

③后不利：大便不通利。

太阴厥逆，骱急挛，心痛引腹，治主病者[1]；少阴厥逆，虚满呕变，下泄清，治主病者；厥阴厥逆，挛腰痛，虚满前闭[2]，谵语，治主病者；三阴俱逆，不得前后[3]，使人手足寒，三日死。太阳厥逆，僵仆，呕血善衄，治主病者；少阳厥逆，机关不利，机关不利者，腰不可以行，项不可以顾，发肠痈，不可治，惊者死；阳明厥逆，喘咳身热，善惊衄呕血。

【注释】

①治主病者：于所病之经取穴，予以治疗。

②前闭：小便不通。

③前后：前，谓小便；后，谓大便。

手太阴厥逆，虚满而咳，善呕沫，治主病者；手心主、少阴厥逆，心痛引喉，身热，死不可治；手太阳厥逆，耳聋泣出，项不可以顾，腰不可以俯仰，治主病者；手阳明、少阳厥逆，发喉痹，嗌肿，痓[1]，治主病者。

【注释】

①痓：即痉。

病 能 论

黄帝问曰：人病胃脘痈者，诊当何如？岐伯对曰：诊此者，当候胃脉，其脉当沉细，沉细者气逆，逆者人迎甚盛，甚盛则热。人迎者，胃脉也，逆而盛，则热聚于胃口而不行，故胃脘为痈也。

帝曰：善。人有卧而有所不安者，何也？岐伯曰：脏有所伤，及精有所之寄[1]则安，故人不能悬[2]其病也。

帝曰：人之不得偃卧[3]者，何也？岐伯曰：肺者，脏之盖也，肺气盛则脉大，脉大则不得偃卧，论在《奇恒阴阳》[④]中。

【注释】

①精有所之寄：所，指脏；寄，谓寄托、归宿、修复。五脏为精神之所寄，精寄其脏，则卧可安。

②悬：猜测。

③偃卧：即仰卧。

④《奇恒阴阳》：古书名。

帝曰：有病厥者，诊右脉沉而紧，左脉浮而迟，不然[①]病主安在？岐伯曰：冬诊之，右脉固当沉紧，此应四时，左脉浮而迟，此逆四时。在左当主病在肾，颇关[②]在肺，当腰痛也。帝曰：何以言之？岐伯曰：少阴脉贯肾络肺，今得肺脉[③]，肾为之病，故肾为腰痛之病也。

帝曰：善。有病颈痛者，或石治之，或针灸治之，而皆已，其真安在？岐伯曰：此同名异等[④]者也。夫痈气之息[⑤]者，宜以针开除去之；夫气盛血聚者，宜石而泻之，此所谓同病异治也。

【注释】

①不然：《甲乙经》作“不知”。

②颇关：颇，非常、特别；关，关系、引申作“原因”解。

③肺脉：指“浮迟脉”。

④异等：另一类。

⑤息：停留、留止不散。

帝曰：有病怒狂[①]者，此病安生？岐伯曰：生于阳也。帝曰：阳何以使人狂？岐伯曰：阳气者，因暴折[②]而难决，故善怒也，病名曰阳厥。帝曰：何以知之？岐伯曰：阳明者常动[③]，巨阳、少阳不动[④]，不动而动，大疾，此其候也。帝曰：治之奈何？岐伯曰：夺其食即已。夫食入于阴，长气于阳[⑤]，故夺其食即已。使之服以生铁落[⑥]为饮，夫生铁落者，下气疾也。

【注释】

①怒狂：多怒而狂。

②暴折：暴，卒然；折，损伤。意谓突然受到难以忍受之刺激。

③阳明者常动：指阳明经脉动之处，如大迎、人迎、冲阳。

④巨阳、少阳不动：指太阳、少阳经脉动不明显，如太阳之胃中、昆仑；少阳之听会、悬钟等处。

⑤食入于阴，长气于阳：五味摄入，由脾以运化，为食入于阴；运化后变为精气先储于胃，为长气于阳。

⑥生铁落：炉冶时落下之铁屑。

帝曰：善。有病身热解憧，汗出如浴，恶风少气，此为何病？岐伯曰：病名曰酒风。帝曰：治之奈何？岐伯曰：其泽泻、术[①]各十分，麋衔[②]五分，合以三指撮[③]为后饭。

所谓深之细者，其中手如针也，摩之切之，聚者坚也，博者大也。《上经》者，言气之通天也。《下经》者，言病之变化也。《金匮》者，决死生也。《揆度》者，切度也。奇恒者，言奇病也。所谓揆者，方切求之也，言切求其脉理也。度者，得其病处，以四时度之也。

【注释】

①泽泻、术：药名，术，即白术，或谓苍术。

②麋衔：药名，即鹿衔草。

③三指撮：计量法，三指捏合之量。

脉 解 篇

太阳所谓肿腰脽痛[①]者，正月太阳寅[②]，寅，太阳也，正月阳气出在上，而阴气盛，阳未得自次也，故肿腰脽痛也。病偏虚为跛者，正月阳气冻解地气而出也，所谓偏虚者，冬寒颇有不足者，故偏虚为跛也。所谓强上引背[③]者，阳气大上而争，故强上也。所谓耳鸣者，阳气万物盛上而越，故耳鸣也。所谓甚则狂颠疾者，阳尽在上，而阴气从下，下虚上实，故狂颠疾也。所谓浮为聋[④]者，皆在气也。所谓入中[⑤]为喑者，阳盛已衰，故为喑也。内夺[⑥]而厥，则为喑俳[⑦]，此肾虚也，少阴不至者，厥也。

【注释】

①所谓肿腰脽痛：所谓，引古语也。肿腰脽痛，腰及臀部肿痛。

②正月太阳寅：正月建寅，为一岁之首，太阳，三阳，为三阳之首。古人用十二辰分布于地平方位，观斗纲所指方位以定时令。正月斗纲指寅，二月斗纲指卯，三月斗纲指辰，四月斗纲指巳；五月斗纲指午，六月斗纲指未，七月斗纲指申，八月斗纲指酉，九月斗纲指戌，十月斗纲指亥，十一月斗纲指子，十二月斗纲指丑。斗纲者，北斗七星之魁（第一星）、衡（第五星）、杓（第七星）三星。

③强上引背：强，痉直不舒；上引背，牵引及背部。

④浮为聋：逆气上浮，阻塞耳道，故聋。

⑤入中：进入。

⑥内夺：因房事而消耗精气。

⑦喑俳：不能说话。

少阳所谓心胁痛者，言少阳戌也，戌者，心之所表也。九月阳气尽而阴气盛，故心胁痛也。所谓不可反侧[①]者，阴气藏物也，物藏则不动，故不可反侧也。所谓甚则跃[②]者，九月万物尽衰，草木毕落而堕，则气去阳而之阴[③]，气盛而阳之下长[④]，故谓跃。

【注释】

①反侧：转身侧屈，辗转不宁。

②跃：跳跃，动也。

③气去阳而之阴：去，离开；之，到达。

④气盛而阳之下长：阳气向下而生长。

阳明所谓洒洒[①]振寒者，阳明者午也[②]，五月盛阳之阴[③]也，阳盛而阴气加之，故洒洒振寒也。所谓胫肿而股不收者，是五月盛阳之阴也，阳者，衰于五月，而一阴气上，与阳始争，故胫肿而股不收也。所谓上喘而为水者，阴气下而复上，上则邪客于脏腑间，故为水也。所谓胸痛少气者，水气在脏腑也，水者，阴气也，阴气在中，故胸痛少气也。所谓甚则厥，恶人与火，闻木音则惕然而惊者，阳气与阴气相薄，水火相恶，故惕然而惊也。所谓欲独闭户牖而处者，阴阳相薄也，阳尽而阴盛，故欲独闭户牖而居。所谓病至则欲乘高而歌，弃衣而走者，阴阳复争，而外并于阳，故使之弃衣而走也。所谓客孙脉则头痛鼻鼽腹肿者，阳明并于上，上者则其孙络太阴也，故头痛鼻鼽腹肿也。

【注释】

①洒洒：寒栗，非常寒冷之貌。

②阳明者午也：午，五月，正是阳明气盛之时。

③五月盛阳之阴：阳极则阴，五月阳气盛极，则一阴生也。之，往也，到达也。

太阴所谓病胀者，太阴子也，十一月万物气皆藏于中，故曰病胀。所谓上走心为噫者，阴盛而上走于阳明，阳明络属心[①]，故曰上走心为噫也。所谓食则呕者，物上满而上溢，故呕也。所谓得后与气[②]则快然如衰者，十一月阴气下衰，而阳气且出，故曰得后与气则快然如衰也。

【注释】

①阳明络属心：足阳明经，上至脾入腹属胃，散于脾，通于心，故谓也。

②得后与气：后，大便；气，矢气。

少阴所谓腰痛者，少阴者，申也，十月[①]万物阳气皆伤，故腰痛也。所谓呕咳上气喘者，阴气在下，阳气在上，诸阳气浮，无所依从，故呕咳上气喘也。所谓色色[②]不能久立久坐，起则目䀮䀮无所见者，万物阴阳不定未有主也[③]。秋气始至，微霜始下，而方杀万物，阴阳内夺，故目䀮䀮无所见也。所谓少气善怒者，阳气[④]不治，阳气不治，则阳气不得出，肝气当治而未得，故善怒，善怒者，名曰煎厥。所谓恐如人将捕之者，秋气万物未有毕去，阴气少，阳气入，阴阳相薄，故恐也。所谓恶闻食臭[⑤]者，胃无气[⑥]，故恶闻食臭也。所谓面黑如地色者，秋气内夺[⑦]，故变于色也。所谓咳则有血者，阳脉伤也，阳气未盛于上而脉满，满则咳，故血见于鼻也。

【注释】

①十月：十月，孟冬，少阴主之，阳气已伤。

②色色：当作“邑邑”，或“悒悒”，心神不安貌。

③未有主也：阴阳交替之时，故未有其主。

④阳气：指少阳经脉之气。

⑤食臭：食物之气味。

⑥胃无气：胃之消化功能丧失。

⑦秋气内夺：秋季肃杀之气消耗了内脏之精气。

厥阴所谓㿗疝[①]，妇人少腹肿者，厥阴者，辰[②]也，三月阳中之阴，邪在中，故曰㿗疝少腹肿也。所谓腰脊痛不可以俯仰者，三月一振[③]，荣华万物，一俛而不仰[④]也。所谓㿗癃疝肤胀[⑤]者，曰阴亦盛而脉胀不通，故曰㿗癃疝也。所谓甚则嗌干热中者，阴阳相薄而热，故嗌干也。

【注释】

①㿗疝：病名，疝气之一种，即少腹控睾而痛。

②辰：农历三月。

③三月一振：三月阳气振发。

④一俛而不仰：俛而不仰，偃偻不伸，形容腰脊疼痛不能俛仰。

⑤㿗癃疝肤胀：形容阴器肿痛不能小便。

骨 空 论

任脉为病，男子内结七疝[①]，女子带下瘕聚[②]。冲脉为病，逆气里急[③]。

督脉为病，脊强反折[④]。此生病，从少腹上冲心而痛，不得前后[⑤]，为冲疝[⑥]；其女子不孕，癃痔遗溺嗌干。

【注释】

①七疝：五脏疝及狐疝、㿗疝。

②带下瘕聚：病症名。带下，赤白带下；瘕，游移不定谓之瘕；聚，聚而不散谓之聚。

③逆气里急：气机上逆，腹中拘急抽搐。

④脊强反折：筋脉痉急，角弓反张。

⑤不得前后：大小便不通。

⑥冲疝：督脉受病之疝。

调 经 论

黄帝问曰：余闻《刺法》言，有余泻之，不足补之，何谓有余，何谓不足？岐伯对曰：有余有五，不足亦有五。帝欲何问？帝曰：愿尽闻之。岐伯曰：神，有余有不足；气，有余有不足；血，有余有不足；形，有余有不足；志，有余有不足。凡此十者，其气不等①也。

【注释】

①其气不等：五脏各有所属，各有虚实。神属心，气属肺，血属肝，形属脾，志属肾，故不等也。

帝曰：人有精、气、津、液、四肢、九窍、五脏、十六部①、三百六十五节，乃生百病，百病之生，皆有虚实。今夫子乃言有余有五，不足亦有五，何以生之乎？岐伯曰：皆生于五脏也。夫心藏神，肺藏气，肝藏血，皮藏肉，肾藏志，而此成形②。志意通③，内连骨髓，而成身形五脏④。五脏之道，皆出于经隧⑤，以行血气，血气不和，百病乃变化而生，是故守经隧焉。

【注释】

①十六部：解释不一，然据原文精神，应当以经脉而分为十六部，即十二经，二跷脉，督脉，任脉。

②而此成形：此，当作“各”。

③志意通：通下应有一“调”字。

④身形五脏：五脏二字为衍文。

⑤五藏之道，皆出于经隧：道，道路；隧，田间流水之道。此句意谓经脉流行之道。

帝曰：神有余不足何如？岐伯曰：神有余则笑不休，神不足则悲；血气未并①，五脏安定，邪客于形，洒淅起于毫毛，未入于经络也，故命曰神之微②。

【注释】

①血气未并：并者，偏聚也。

②神之微：微者，小疾也。

血有余不足奈何？岐伯曰：血有余则怒，不足则恐[①]，血气未并，五脏安定，孙络水[②]溢，则经有留血[③]。

【注释】

①恐：当作“悲”。

②水：当作“外”。

③留血：血瘀不行。

形有余不足奈何？岐伯曰：形有余则腹胀，泾溲不利[①]，不足则四肢不用；血气未并，五脏安定，肌肉蠕动，命曰微风[②]。

志有余不足奈何？岐伯曰：志有余则腹胀飧泄，不足则厥。血气未并，五脏安定，骨节有动[③]。

【注释】

①泾溲不利：指小便不利。

②微风：邪风微弱，侵于肌肤。

③骨节有动：骨节间有震动之感觉。

余已闻虚实之形，不知其何以生？岐伯曰：气血以并，阴阳相倾[①]，气乱于卫，血逆于经，血气离居，一实一虚。血并于阴，气并于阳，故为惊恐。血并于阳，气并于阴，乃为炅中；血并于上，气并于下，心烦惋善怒。血并于下，气并于上，乱而喜忘。

【注释】

①气血以并，阴阳相倾：并，偏胜也；倾，倾陷也。

血并于阴，气并于阳，如是血气离居，何者为实，何者为虚？岐伯曰：血气者，喜温而恶寒，寒则泣不能流，温则消而去之[①]，是故气之所并为血虚[②]，血之所并为气虚[③]。

【注释】

①消而去之：消散而除去。

②气之所并为血虚：气并于阳则无血，故血虚。

③血之所并为气虚：血并于阴则无气，故气虚。

人之所有者，血与气耳。今夫子乃言血并为虚，气并为虚，是无实乎？岐伯曰：有者为实，无者为虚，故气并则无血，血并则无气，今血与气相失，故为虚焉。络之与孙脉[①]，但输于经，血与气并，则为实焉。血之与气，并走于上，则为大厥，厥则暴死；气复返则生，不反则死。

【注释】

①络之与孙脉：经脉之别为络，络脉之别为孙。

实者何道从来，虚者何道从去？虚实之要，愿闻其故。岐伯曰：夫阴与阳，皆有俞会[①]，阳注于阴，阴满之外，阴阳匀平，以充其形，九候若一，命曰平人。夫邪之生也，或生于阴，或生于阳[②]。其生于阳者，得之风雨寒暑；其生于阴者，得之饮食居处，阴阳喜怒。

【注释】

①皆有俞会：经脉有俞穴，有会穴。

②或生于阴，或生于阳：阴、阳，指发病部位。

风雨之伤人也奈何？岐伯曰：风雨之伤人也，先客于皮肤，传入于孙脉，孙脉满则传入于络脉，络脉满则输于大经脉，血气与邪并客于分腠之间，其脉坚大，故曰实。实者外坚充满，不可按之，按之则痛。

帝曰：寒湿之伤人也奈何？岐伯曰：寒湿之中人也，皮肤收，肌肉坚紧，荣血泣，卫气去，故曰虚。虚者聂辟[①]气不足，按之则气足以温之，故快然而不痛。

【注释】

①聂辟：聂辟，皱纹也，亦松弛之意。

帝曰：善。阴之生实奈何？岐伯曰：喜怒不节，则阴气上逆，上逆则下虚，下虚则阳气走之，故曰实矣。帝曰：阴之生虚奈何？岐伯曰：喜则气下，悲则气消，消则脉虚空，因寒饮食，寒气熏满[①]，则血泣气去，故曰虚矣。

【注释】

①熏满：侵袭阻塞。

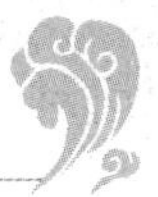

帝曰：《经》[①]言阳虚则外寒，阴虚则内热，阳盛则外热，阴盛则内寒，余已闻之矣，不知其所由然也。岐伯曰：阳受气于上焦，以温皮肤分肉之间，今寒气在外，则上焦不通，上焦不通，则寒气独留于外，故寒栗。帝曰：阴虚生内热奈何？岐伯曰：有所劳倦，形气衰少[②]，谷气不盛，上焦不行，下脘不通[③]，胃气热，热气熏胸中[④]，故内热。

帝曰：阳盛生外热奈何？岐伯曰：上焦不通利，则皮肤致密，腠理闭塞，玄府不通，卫气不得泄越，故外热。帝曰：阴盛生内寒奈何？岐伯曰；厥气上逆，寒气积于胸中而不泻，不泻则温气[⑤]去，寒独留，则血凝泣，凝则脉不通[⑥]，其脉盛大以涩，故中寒。

【注释】

①《经》言：古代医经。

②形气衰少：形气，言阴气。

③上焦不行，下脘不通：肺气不能宣五谷味，为上焦不行；脾胃不能化水谷精气，为下脘不通。

④热气熏胸中：热气二字，恐是衍文。

⑤温气：指阳气。

⑥脉不通：作“腠理不通”。

缪　刺　论

邪客[①]于皮毛，入舍[②]于孙络，留而不去，闭塞不通，不得入于经，流溢[③]于大络，而生奇病也。

【注释】

①客：入侵。

②舍：宿留。

③流溢：传注。

邪客于经，左盛则右病，右盛则左病，亦有移易者，左痛未已而右脉先病；邪客于足少阴之络，令人卒心痛[①]，暴胀，胸胁支满；邪客于手少阳之络，

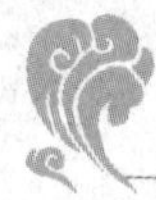

令人喉痹舌卷，口干心烦，臂外廉痛，手不及头[②]；邪客于足厥阴之络，令人卒疝暴痛[③]；邪客于足太阳之络，令人头项肩痛；邪客于手阳明之络，令人气满，胸中喘息，而支胠胸中热；邪客于臂掌[④]之间，不可得屈；邪客于足阳跻之脉，令人目痛从内眦始。

人有所堕坠，恶血留内，腹中满胀，不得前后，先饮利药[⑤]。此上伤厥阴之脉，下伤少阴之络。

邪客手阳明之络，令人耳聋时不闻声；邪客于足阳明之经[⑥]，令人鼽衄上齿寒。

【注释】

①卒心痛：突然心痛。

②手不及头：两手上举时够不着头。

③卒疝暴痛：突然疼痛之疝气病。

④臂掌：指手厥阴心包经。

⑤先饮利药：指通便下瘀滞药。

⑥足阳明之经：经，当作“络”。

邪客于足少阳之络，令人胁痛不得息，咳而汗出；邪客于足少阴之络，令人嗌痛，不可内食，无故善怒，气上走贲上[①]；邪客于足太阴之络，令人腰痛，引少腹控眇[②]，不可以仰息[③]；邪客于足太阳之络，令人拘挛背急，引胁而痛。

邪客于五脏之间其病也，脉引而痛，时来时止。邪客于手足少阴、太阴、足阳明之络，此五络皆会于耳中，上络左角[④]，五络俱竭，令人身脉皆动，而形无知也，其状如尸，或曰尸厥[⑤]。

【注释】

①贲上：指胃之上口，贲门。

②控眇：控，牵引；眇，胁下。

③仰息：挺胸呼吸。

④左角：左耳上方之额头。

⑤尸厥：状若死尸。

四时刺逆从论篇

厥阴有余病阴痹[①]，不足病生热痹[②]，滑则病狐疝风[③]，涩则病少腹积气。少阴有余病皮痹[④]瘾疹[⑤]，不足病肺痹，滑则病肺风疝[⑥]，涩则病积溲血。太阴有余病肉痹寒中，不足病脾痹，滑则病脾风疝，涩则病积心腹时满。阳明有余病脉痹身时热，不足病心痹，滑则病心风疝，涩则病积时善惊。太阳有余病骨痹身重[⑦]，不足病肾痹，滑则病肾风疝，涩则病积善时巅疾，少阳有余病筋痹胁满，不足病肝痹，滑则病肝风疝，涩则病积时筋急目痛。

【注释】

①阴痹：阴寒性痹痛。

②热痹：热性痹痛。

③狐疝风：如同狐狸，忽显忽隐之疝，风作气。

④皮痹：病名，见于秋季。

⑤瘾疹：瘙痒性皮疹。

⑥肺风疝：病名，因感受风气而发生之疝病。

⑦骨痹身重：太阳受寒之病。

标本病传论

夫病传者，心病先心痛，一日而咳，三日胁支痛，五日闭塞不通，身痛体重，三日不已死，冬夜半，夏日中[①]。

肺病喘咳，三日而胁支满痛，一日身重体痛，五日而胀，十日不已死，冬日入，夏日出[②]。

肝病头目眩，胁支满，三日体重身痛，五日而胀，三日腰脊少腹痛，胫酸，三日不已死。冬日入，夏早食[③]。

脾病身痛体重，一日而胀，二日少腹腰脊痛，胫酸，三日背胆筋痛，小便闭，十日不已死，冬人定，夏晏食[④]。

肾病少腹腰脊痛，胻酸，三日背胆筋痛，小便闭，三日腹胀，三日两胁

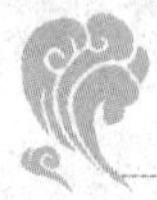

支痛，三日不已死。冬大晨，夏晏晡[⑤]。

【注释】

①冬夜半，夏日中：盛极易死，衰极亦易死，心火畏水，故死于夜半；夏日属火，日中火盛极，故易死于夏日日中。

②冬日入，夏日出：肺主气，气之呼吸如日之出入，肺绝则气绝，冬日入于申，申虽属金，金衰不能扶，夏日出在寅，木旺火即生，肺气已绝，不待火之生也。

③冬日入，夏早食：冬日入在申时，申时金旺则木衰，安得不死？夏日早餐在卯时，卯时木旺之际，肝病不能当令，故气绝而死。

④冬人定，夏晏食：冬日人定在戌，夏日晏食(晚餐)在戌，土当旺而不旺，故气绝而死。

⑤冬大晨，夏晏晡：大晨，即寅、卯时天大亮。夏日晏晡，即黄昏时分。

胃病胀满，五日少腹腰脊痛，䯒酸；三日背胂筋痛，小便闭，五日身体重，六日不已死，冬夜半后[①]，夏日昳[②]。

膀胱病小便闭，五日少腹胀，腰脊痛，䯒酸，一日腹胀，一日身体痛，二日不已死，冬鸡鸣[③]，夏下晡[④]。

诸病以次是相传，如是者，皆有死期。

【注释】

①夜半后：子时以后。

②日昳：午后。

③鸡鸣：丑时以后，即夜半以后。

④下晡：亦指午后。

本 神 篇

心怵惕[①]思虑则伤神，神伤则恐惧自失[②]，破䐃脱肉[③]，毛悴色夭，死于冬。脾愁忧而不解则伤意，意伤则悗乱[④]，四肢不举，毛悴色夭，死于春。肝悲哀动中[⑤]则伤魂，魂伤则狂妄不精，不精则不正[⑥]，当[⑦]人阴缩而挛筋，

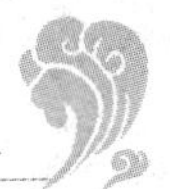

两胁骨不举，毛悴色夭，死于秋。肺喜乐无极则伤魄，伤魄则狂，狂者意不存人[⑧]，皮革焦，毛悴色夭，死于夏。肾盛怒而不止则伤志，志伤则喜忘其前言，腰脊不可以俯仰屈伸，毛悴色夭，死于季夏。恐惧而不解则伤精，精伤则骨酸痿厥，精时自下。是故五脏主藏精者也，不可伤，伤则失守而阴虚，阴虚则无气，无气则死矣。

【注释】

①怵惕：惊恐不安。

②自失：丧失意识。

③破䐃脱肉：破、脱，皆形容极度消瘦。䐃，大块肌肉；脱肉，瘦削。

④悗乱：闷乱。

⑤悲哀动中：因悲哀而损伤内脏。

⑥狂妄不精，不精则不正：举止失常。

⑦当：衍文。

⑧意不存人：意识混乱，旁若无人。

肝藏血，血舍[①]魂，肝气虚则恐，实则怒。脾藏营，营舍意，脾气虚则四肢不用，五脏不安；实则腹胀，经溲不利[②]。心藏脉，脉舍神，心气虚则悲，实则笑不休。肺藏气，气舍魄，肺气虚则鼻塞不利，少气，实则喘喝，胸盈仰息[③]。肾藏精，精舍志，肾气虚则厥，实则胀，五脏不安。必审五脏之病形，以知其气之虚实，谨而调之也。

【注释】

①舍：藏也。

②经溲不利：经，泾也，泾溲不利指二便不利。

③喘喝，胸盈仰息：喘喝，大口呼吸，呼吸有音；盈，满也；仰，挺胸呼吸。形容喘息急促之状。

口 问 篇

夫百病之始生也，皆生于风雨寒暑，阴阳喜怒，饮食居处，大惊卒恐，

则血气分离，阴阳破败，经络厥绝，脉道不通，阴阳相逆，卫气稽留，经脉虚空，血气不次，乃失其常。

黄帝曰：人之欠者，何气使然？岐伯答曰：卫气昼日行于阳，夜则行于阴。阴者主夜，夜者卧。阳者主上，阴者主下。故阴气积于下，阳气未尽，阳引而上，阴引而下，阴阳相引，故数欠[①]。阳气尽，阴气盛，则目瞑；阴气尽而阳气盛，则寤矣。

黄帝曰：人之哕者，何气使然？岐伯曰：谷入于胃，胃气上注于肺。今有故寒气与新谷气，俱还入于胃，新故相乱，真邪相攻，气并相逆，复出于胃，故为哕。

黄帝曰：人之唏[②]者，何气使然？岐伯曰：此阴气盛而阳气虚，阴气疾而阳气徐，阴气盛而阳气绝，故为唏。

黄帝曰：人之振寒者，何气使然？岐伯曰：寒气客于皮肤，阴气盛，阳气虚，故为振寒寒栗。

黄帝曰：人之噫者，何气使然？岐伯曰：寒气客于胃，厥逆从下上散，复出于胃，故为噫。

黄帝曰：人之嚏者，何气使然？岐伯曰：阳气和利，满于心，出于鼻，故为嚏。

黄帝曰：人之亸[③]者，何气使然？岐伯曰：胃不实则诸脉虚，诸脉虚则筋脉懈惰，筋脉懈惰则行阴用力，气不能复，故为亸。

黄帝曰：人之哀而泣涕出者，何气使然？岐伯曰：心者，五脏六腑之主也。目者，宗脉之所聚也，上液[④]之道也。口鼻者，气之门户也。故悲哀愁忧则心动，心动则五脏六腑皆摇，摇则宗脉感[⑤]，宗脉感则液道开，液道开则泣涕出焉。液者，所以灌精濡空窍[⑥]者也。故上液之道开则泣，泣不止则液竭，液竭则精不灌，精不灌则目无所见矣，故命曰夺精。

黄帝曰：人之太息者，何气使然？岐伯曰：忧思则心系急，心系急则气道约，约则不利，故太息以伸出之。

黄帝曰：人之涎下者，何气使然？岐伯曰：饮食者，皆入于胃，胃中有热则虫动，虫动则胃缓，胃缓则濂泉开，故涎下。

黄帝曰：人之耳中鸣者，何气使然？岐伯曰：耳者，宗脉之所聚也。故胃中空则宗脉虚，虚则下溜⑦，脉有所竭者，故耳鸣。

黄帝曰：人之自啮⑧舌者，何气使然？岐伯曰：此厥逆走上，脉气辈至也，少阴气至则啮舌，少阳气至则啮颊，阳明气至则啮唇矣。

黄帝曰：凡此十二邪者，皆奇邪之走空窍者也，故邪之所在，皆为不足。故上气不足，脑为之不满，耳为之苦鸣，头为之苦倾，目为之眩。中气不足，溲便为之变，肠为之苦鸣。下气不足，则乃为痿厥心悗。

【注释】

①数欠：频数呵欠。

②唏：悲泣时之哽咽声。

③䩨：下坠貌。

④液：从头部诸窍排出之液体，如涕泪唾沫。

⑤宗脉感：诸经脉受到扰动。

⑥灌精濡空窍：渗灌精液以濡润孔窍。

⑦下溜：向下滑溜。

⑧啮：咬嚼。

决　气　篇

黄帝曰：六气者，有余不足，气之多少，脑髓之虚实，血脉之清浊，何以知之？岐伯曰：精脱者，耳聋；气脱者，目不明；津脱者，腠理开，汗大泄；液脱者，骨属屈伸不利，色夭，脑髓消，胫酸，耳数①鸣；血脱者，色白，夭②然不泽；脉脱者，其脉空虚，此其候也。

【注释】

①数：频数，屡次，经常。

②夭：暗淡无泽。

海　论

黄帝曰：凡此四海者，何利何害？何生何败？岐伯曰：得顺[①]者生，得逆[②]者败，知调[③]者利，不知调者害。四海之逆顺奈何？岐伯曰：气海有余者，气满胸中，悗息[④]面赤；气海不足，则气少不足以言。血海有余，则常想其身大，怫然[⑤]不知其所病；血海不足，则常想其身小，狭然[⑥]不知其所病。水谷之海有余，则腹满；水谷之海不足，则饥不受谷食。髓海有余，则轻劲多力，自过其度；髓海不足，则脑转耳鸣，胫酸眩冒，目无所见，懈怠安卧。

【注释】

①顺：正常。

②逆：反常。

③调：调理。

④悗息：气息满闷。

⑤怫然：不知所措。

⑥狭然：感觉狭窄。

胀　论

黄帝曰：夫气之令人胀也，在于血脉之中耶？脏腑之内乎？岐伯曰：三者皆存焉[①]，然非胀之舍也。黄帝曰：愿闻胀之舍？岐伯曰：夫胀者，皆在于脏腑之外，排脏腑而郭胸胁[②]，胀皮肤，故命曰胀。

【注释】

①三者皆存焉：一者，血脉；二者，五脏；三者，六腑。

②排脏腑而郭胸胁：排，排斥，扩大之意；郭，廓也，外扩之意。

黄帝曰：脏腑之在胸胁腹里之内也，若甲匮[①]之藏禁器[②]也，各有次舍，异名而同处，一域之中，其气各异，未解其意，愿闻其故。岐伯曰：夫胸腹，脏腑之郭[③]也。膻中者，心主之宫城也。胃者，太仓也。咽喉、小肠者，传送也[④]。胃之五窍者，闾里门户也[⑤]。廉泉[⑥]、玉英[⑦]者，津液之道也。故五脏六腑者，各有畔界，其病各有形状。营气循脉，卫气逆为脉胀[⑧]。卫气并脉循分为肤胀。

【注释】

①甲匮：藏物之器具。甲，通“匣”，器之小者；匮，器之大者。

②禁器：泛指珍贵之器具。

③郭：通“廓”。

④咽喉、小肠者，传送也：咽喉传送谷物及气；小肠传送已消之谷物、水分。

⑤胃之五窍者，闾里门户也：五窍，指从胃脘至小肠、大肠之咽门、贲门、幽门、阑门、魄门。闾，巷门；里，邻里。

⑥廉泉：任脉穴。

⑦玉英：即玉堂穴。

⑧营气循脉，卫气逆为脉胀：营行脉中，卫行脉外。行走逆乱，则及于营，滞塞不利则易胀。

黄帝曰：愿闻胀形。岐伯曰：夫心胀者，烦心短气，卧不安；肺胀者，虚满而喘咳；肝胀者，胁下满而痛引少腹；脾胀者，善哕，四肢烦悗，体重不胜衣，卧不安；肾胀者，腹满引背央央[①]然，腰髀痛。

六腑胀：胃胀者，腹满，胃脘痛，鼻闻焦臭，妨于食，大便难；大肠胀者，肠鸣而痛濯濯，冬日重感于寒，则飧泄不化；小肠胀者，少腹䐜胀，引腰而痛；膀胱胀者，少腹满而气癃；三焦胀者，气满于皮肤中，轻轻然而不坚；胆胀者，胁下痛胀，口中苦，善太息。

【注释】

①央央：央，充盈，满也。

黄帝曰：胀者焉生？何因而有？岐伯曰：卫气之在身也，常然并脉，循分肉，行有逆顺，阴阳相随，乃得天和，五脏更始[①]，四时循序，五谷乃化。然后厥气在下，营卫留止，寒气逆上，真邪相攻，两气相搏，乃合为胀也。黄帝曰：善。何以解惑？岐伯曰：合之于真，三合而得[②]。帝曰：善。

【注释】

①五脏更始：谓营气之行，外内出入，阴阳递更，终而复始也。

②合之于真，三合而得：谓胀病乃由邪气与真气互相参错而形成。

百病始生篇

黄帝问于岐伯曰：夫百病之生也，皆生于风雨寒暑，清湿喜怒。喜怒不节则伤脏，风雨则伤上，清湿则伤下，三部[①]之气，所伤异类，愿闻其会[②]。岐伯曰：三部之气各有不同，或起于阴，或起于阳，请言其方。喜怒不节则伤脏，脏伤则病起于阴也；清湿袭虚，则病起于下；风雨袭虚，则病起于上，是谓三部。至其淫泆，不可胜数。

黄帝曰：余固不能数，故问先师，愿卒闻其道。岐伯曰：风雨寒热不得虚，邪不能独伤人。卒然逢疾风暴雨而不病者，盖无虚，故邪不能独伤人。此必因虚邪之风，与其身形，两虚相得，乃客其形。两实相逢，众人肉坚。其中于虚邪也，因于天时，与其身形，参以虚实[③]，大病乃成。气有定舍，因处为名[④]，上下中外，分为三员[⑤]。

【注释】

①三部：上、中、下三部。

②愿闻其会：会，汇通，会合。

③参以虚实：参，参合之意。

④气有定舍，因处为名：气，指邪气；定舍，停留之处。因处为名，依据邪气所舍之处而议定其病名。

⑤三员：义同三部。

是故虚邪之中人也，始于皮肤，皮肤缓则腠理开，开则邪从毛发入，入则抵深，深则毛发立，毛发立则淅然，故皮肤痛。留而不去，则传舍于络脉，在络之时，痛于肌肉，其痛之时息，大经乃代[①]，留而不去，传舍于经，在经之时，洒淅喜惊。留而不去，传舍于输，再输之时，六经不通四肢，则肢节痛，腰脊乃强。留而不去，传舍于伏冲之脉，在伏冲之时，体重身

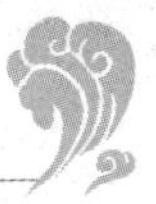

痛[②]。留而不去，传舍于肠胃，在肠胃之时，贲响腹胀，多寒则肠鸣飧泄，食不化，多热则溏出麋。留而不去，传舍于肠胃之外，募原之间，留著于脉，稽留而不去，息而成积。或著孙脉，或著络脉，或著经脉，或著输脉，或著于伏冲之脉，或著于膂筋[③]，或著于肠胃之募原，上连于缓筋[④]，邪气淫泆，不可胜论。

【注释】

①大经乃代：大经，大而深之经脉；代，受邪后代浅行之络而病。

②体重身痛：冲为血海，邪及冲脉，血瘀不行，而致体重身痛。

③膂筋：脊柱内之筋脉。

④缓筋：腹壁挟脐两旁之筋膜。

黄帝曰：积之始生，至其已成，奈何？岐伯曰：积之始生，得寒乃生，厥乃成积[①]也。

黄帝曰：其成积奈何？岐伯曰：厥气生足悗[②]，悗生胫寒，胫寒则血脉凝涩，血脉凝涩则寒气上入肠胃，入于肠胃则䐜胀，䐜胀则肠外之汁沫迫聚不得散，日益成积。卒然多食饮则肠满，起居不节，用力过度，则络脉伤。阳络伤则血外溢，血外溢则衄血；阴络伤则血内溢，血内溢则后血。肠胃之络伤，则血溢于肠外，肠外有寒汁沫与血相抟，则并合凝聚不得散，而积成矣。卒然外中于寒，若内伤于忧怒，则气上逆，气上逆则六输[③]不通，温气不行，凝血蕴里而不散，津液涩渗，著而不去，而积皆成矣。

黄帝曰：其生于阴者奈何？岐伯曰：忧思伤心；重寒伤肺；愤怒伤肝；醉以入房，汗出当风伤脾；用力过度，若入房，汗出浴，则伤肾。此内外三部之所生病者也[④]。

【注释】

①得寒乃生，厥乃成积：寒则气凝，为生之由；厥，尽也，意为最终。

②厥气生足悗：厥气，逆气也；悗，窒塞不通也。寒从脚下起，病自脚下生故也。

③六输：六经之输。

④此内外三部之所生病者也：喜怒、风雨、清湿皆伤内外三部之阴，

指病起于阴而成积也。

大 惑 论

邪中于项，因逢其身之虚，其入深，则随眼系以入于脑，入于脑则脑转，脑转则引目系急，目系急则目眩以转矣。邪其精，其精所中不相比也[①]，则精散，精散则视歧，视歧见两物。目者，五脏六腑之精也，营卫魂魄之所当营也，神气之所生也。故神劳则魂魄散，志意乱，是故瞳子、黑眼法于阴，白眼、赤脉法于阳[②]也，故阴阳合传[③]，而精明也。目者，心之使也，心者，神之舍也。故神分精乱而不抟，卒然见非常处，精神魂魄，散不相得，故曰惑也。

黄帝曰：余疑其然，余每至东苑[④]，未曾不惑，去之则复。余唯独为东苑劳神乎？何其异也？岐伯曰：不然也，心有所喜，神有所恶，卒然相惑[⑤]，则精气乱，视误，故惑，神移乃复。是故间者为迷，甚者为惑。

【注释】

①邪其精，其精所中不相比也：邪其精，谓邪中其精；精，谓睛也，睛为五脏精气会合而成；不相比，互相不和也。

②瞳子、黑眼法于阴，白眼、赤脉法于阳：瞳子黑眼，为肝肾精气所注，故法于阴；白眼赤脉，为肺心精气所注，故法于阳。

③传：传，通“抟”，搏聚之意。

④东苑：种植树木花草，饲养禽兽之处，谓之苑。

⑤惑：惑字，当是“感”字之误。

黄帝曰：人之善忘者，何气使然？岐伯曰：上气不足，下气有余，肠胃实而心肺虚，虚则营卫留于下，久之不以时上，故善忘也。

黄帝曰：人之善饥而不嗜食者，何气使然？岐伯曰：精气并于脾，热气留于胃，胃热则消谷，谷消故善饥。胃气逆上，则胃脘寒[①]，故不嗜食也。

黄帝曰：病而不得卧者，何气使然？岐伯曰：卫气不得入于阴也，常留于阳，留于阳则阳气满，阳气满则阳跷盛[②]，不得入于阴则阴气虚，故目不瞑矣。

黄帝曰：病目而不得视者，何气使然？岐伯曰：卫气留于阴，不得行于阳，留于阴则阴气盛，阴气盛则阴跷满，不得入于阳则阳气虚，故目闭也。

黄帝曰：人之多卧者，何气使然？岐伯曰：此人肠胃大而皮肤涩，而分肉不解焉。肠胃大则卫气留久，皮肤涩则分肉不解，其行迟。夫卫气者，昼日常行于阳，夜行于阴，故阳气尽则卧，阴气尽则寤，故肠胃大则卫气行留久，皮肤涩分肉不解则行迟，留于阴也久，其气不清[③]，则欲瞑，故多卧矣。其肠胃小，皮肤滑以缓，分肉解利，卫气之留于阳也久，故少瞑焉。黄帝曰：其非常经也，卒然多卧者，何气使然？岐伯曰：邪气留于上膲，上膲闭而不通，已食若饮汤，卫气留于阴而不行，故卒然多卧焉。

【注释】

①胃脘寒：寒字为“塞”之误。

②阳气满则阴跷盛：盛，满也。卫气昼行于阳，夜行于阴，行于阳则寤，行于阴则寐，此其常也。逆则互有偏盛，则寤寐失常矣。

③其气不清：浊也。

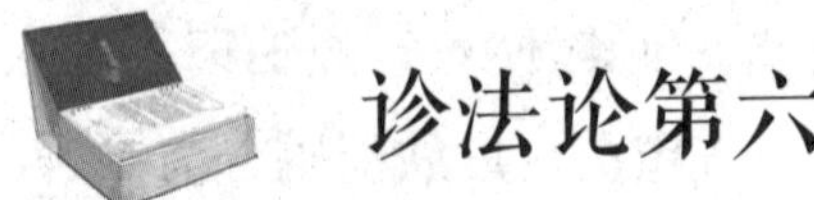

诊法论第六

疾病既成，当即治之，欲治之先，首当知其为何病，病因为何，病机为何，病在何处，病之预后何如，此则必先诊而知之。此篇专论诊法，诊法之诊，景岳曰："视也，察也，诊脉也。"诊法，则谓诊察之方法。诊法之要，必望、闻、问、切，合而参之，方不致误。

《内经》中关于诊法之论述，丰富而形象。望而知之谓之神，故望诊居诊法之首，"有诸内，必形诸外"，望诊之范围，包括神色、形态、举止及种种分泌物，而重点在望人神色之荣枯，依五色之变化，所见之部位，可知疾病之病因病机与病变之所在。闻而知之谓之圣，闻诊是聆听其人之音声，如语言、气息，而知其人之所苦。问而知之谓之工，此亦乃四诊中重要之一环，疾病之形成，因素非常复杂，或与职业有关，或与风俗习惯有关，或与时间、方位有关，或与生活起居、饮食嗜好、既往所病有关，必须一一问清，如不问清来龙去脉，则诊断极易发生错误。切而知之谓之巧，切诊包括触诊和切脉两个方面。触诊，即触摸腹部、四肢及病痛之处；切脉，包括三部九候之全身诊法，和独取寸口诊法；而《内经》更加重视切脉之诊，论述颇为详细。

诊法须知，应四诊合参，不可偏废，独取一法，"能合色脉，可以万全""知一则为二，知二则为神，知三则神且明矣"。

阴阳应象大论

善诊者，察色按脉，先别阴阳；审清浊，而知部分；视喘息，听音声，而知所苦；观权衡规矩[①]，而知病所主；按尺寸[②]，观浮沉滑涩[③]，而知病所生。以治无过，以诊则不失矣。

【注释】

①权衡规矩：四时正常脉，春应中规，规，谓弦也；夏应中矩，矩，洪也；秋应中衡，衡，浮也；冬应中权，权，沉也。

②尺寸：诊脉之部位，掌后高骨为关，关前为寸，关后为尺。

③浮沉滑涩：即浮脉、沉脉、滑脉、涩脉四种脉象。

三部九候论

帝曰：何谓三部？岐伯曰：有下部，有中部，有上部，部各有三候。三候者，有天，有地，有人也。必指而导之，乃以为质。上部天，两额之动脉[①]；上部地，两颊之动脉[②]。上部人，耳前之动脉[③]；中部天，手太阴[④]也；中部地，手阳明[⑤]也；中部人，手少阴[⑥]也。下部天，足厥阴[⑦]也；下部地，足少阴[⑧]也；下部人，足太阴[⑨]也。故下部之天以候肝，地以候肾，人以候脾胃之气。

【注释】

①两额之动脉：两额太阳穴处。

②两颊之动脉：鼻两旁之巨髎穴处。

③耳前之动脉：耳前陷中耳门穴处。

④手太阴：两手气口，经渠穴处。

⑤手阳明：大指次指歧骨间动脉，合谷穴分。

⑥手少阴：腕后小指侧锐骨之端，神门穴处。

⑦足厥阴：大腿内侧上端五里穴处。

⑧足少阴：足内踝后太谿穴处。

⑨足太阴：大腿内侧前上方萁门穴处。

帝曰：中部之候奈何？岐伯曰：亦有天，亦有地，亦有人。天以候肺，地以候胸中之气，人以候心。帝曰：上部以何候之？岐伯曰：亦有天，亦有地，亦有人。天以候头角之气，地以候口齿之气，人以候耳目之气。三部者，各有天，各有地，各有人。三而成天，三而成地，三而成人，三而三之，合则为九。九分为九野，九野为九脏，故神脏五，形脏四，合为九脏。五脏已败，其色必夭，夭必死矣。

帝曰：决死生奈何？岐伯曰：形盛脉细，少气不足以息者危；形瘦脉大，胸中多气者死。形气相得者生，参伍不调①者病。三部九候皆相失者死；上下左右之脉相应如参舂②者，病甚；上下左右相失不可数者死。中部之候虽独调，与众脏相失者死；中部之候相减者死；目内陷者死③。

【注释】

①参伍不调：即三五不调，不等。

②参舂：如舂之杵米，上下三五不等。

③目内陷者死：五脏六之精气皆上注于目，若目睛内陷，必精气衰败，故死。

帝曰：何以知病之所在？岐伯曰：察九候独小者病，独大者病，独疾者病，独迟者病，独热者病，独寒者病，独陷下者病。

以左手足上①，上去踝五寸按之，庶右手②当踝而弹之，其应过五寸以上，蠕蠕然③者，不病；其应疾，中手浑浑然④者病；中手徐徐然⑤者病；其应上不能至五寸，弹之不应者死。

是以脱肉身不去⑥者死。中部乍疏乍数者死。其脉代而钩者，病在络脉。九候之相应也，上下若一，不得相失。一候后则病，二候后则病甚，三候后则病危。所谓后者，应不俱⑦也。察其腑脏，以知死生之期，必先知经脉，然后知病脉，真脏脉见者，邪胜，死也。足太阳气绝者，其足不可屈伸，死必戴眼⑧。

【注释】

①以左手足上，上：此句当为：以左手于病者足上上去踝。

②庶：庶，当作“以”。

③蠕蠕然：软滑和匀，虫行貌。

④浑浑然：混乱不清。

⑤徐徐然：缓慢。

⑥身不去：身不能行。

⑦应不俱：不一致。

⑧戴眼：目睛上视。

帝曰：冬阴夏阳奈何？岐伯曰：九候之脉，皆沉细悬绝者为阴，主冬，故以夜半死。盛躁喘数者为阳，主夏，故以日中死。是故寒热病者，以平旦死。热中及热病者，以日中死。病风者，以日夕死。病水者，以夜半死。其脉乍疏乍数，乍迟乍疾者，日乘四季死[①]。形肉已脱，九候虽调，犹死。七诊[②]虽见，九候皆从者，不死。所言不死者，风气之病及经月之病[③]，似七诊之病而非也，故言不死。若有七诊之病，其脉候亦败者死矣，必发哕噫。

必审问其所始病，与今之所方病，而后各切循其脉，视其经络浮沉，以上下逆从循之。其脉疾者病，其脉迟者病，脉不往来者死，皮肤著者死[④]。

【注释】

①平旦死、日中死、日夕死、夜半死、四季死：此以一日而分四时，寒热病，死于平旦（春）；热中、热病死于日中（夏）；病风者死于日夕（秋）；病水死于夜半（冬）；脾寄旺于四季，故亦死于四季（辰戌丑未）。

②七诊：独大、独小、独疾、独迟、独热、独寒、独陷下。

③经月之病：二解，一解谓月经及妊娠；一解谓经年累月之病。

④皮肤著者死：皮肤枯槁，即皮包骨头之意。

瞳子高[①]者，太阳不足；戴眼者，太阳已绝。此决死生之要，不可不察也。手指及手外踝上五指留针。

【注释】

①瞳子高：两目上视。

脏气法时论

病在肝，愈于夏，夏不愈，甚于秋，秋不死，持[①]于冬，起[②]于春，禁当风[③]。肝病者，愈在丙丁，丙丁不愈，加[④]于庚辛，庚辛不死，持于壬癸，起于甲乙。肝病者，平旦慧[⑤]，下晡[⑥]甚，夜半静。

【注释】

①持：持续。

②起：好转。

③禁当风：禁止吹风。

④加：加重。

⑤平旦慧：平旦，早晨寅时、卯时；慧，清爽。

⑥下晡：午后申时、酉时为晡时，下晡是为酉时末。

病在心，愈在长夏，长夏不愈，甚于冬，冬不死，持于春，起于夏，禁温食热衣。心病者，愈在戊己，戊己不愈，加于壬癸，壬癸不死，持于甲乙，起于丙丁。心病者，日中[①]慧，夜半甚，平旦[②]静。

【注释】

①日中：正当午时。

②平旦：早晨日出时。

病在脾，愈在秋，秋不愈，甚于春，春不死，持于夏，起于长夏，禁温食饱食，湿地濡衣。脾病者，愈在庚辛，庚辛不愈，加于甲乙，甲乙不死，持于丙丁，起于戊己。脾病者，日昳[①]慧，日出[②]甚，下晡静。

【注释】

①日昳：午后未时。

②日出：日出平旦，即平旦。

病在肺，愈在冬，冬不愈，甚于夏，夏不死，持于长夏，起于秋，禁寒饮食寒衣。肺病者，愈在壬癸，壬癸不愈，加于丙丁，丙丁不死，持于戊己，起于庚辛。肺病者，下晡慧，日中甚，夜半静[①]。

【注释】

①夜半静：当为“日昳静”。

病在肾，愈在春，春不愈，甚于长夏，长夏不死，持于秋，起于冬，禁犯焠烪热食、温炙衣[①]；肾病者，愈在甲乙，甲乙不愈，甚于戊己，戊己不死，持于庚辛，起于壬癸。肾病者，夜半慧，四季甚，下晡静。

【注释】

①禁犯焠烄热食、温炙衣：禁，禁忌；犯，触、碰；焠烄热食，炙、煿、煎、烧之食品；温炙衣，过热之衣服。

夫邪气之客于身也，以胜相加[①]，至其所生而愈[②]，至其所不胜而甚[③]，至其所生而持[④]，自得其位而起[⑤]。必先定五脏之脉[⑥]，乃可言间甚之时，死生之期也。

【注释】

①以胜相加：倚强凌弱。

②至其所生而愈：所生得助，故愈。

③至其所不胜而甚：所不胜为受克。

④至其所生而持：自己受生得助，故可持续。

⑤自得其位而起：本脏旺时，脏气自盛，故起。

⑥必先定五脏之脉：五脏之脉象，即肝弦、脾缓、肺毛、肾石、心钩。

阴阳别论

鼓[①]一阳[②]曰钩，鼓一阴[②]曰毛，鼓阳胜急曰弦，鼓阳至而绝曰石，阴阳相过曰溜[③]。

【注释】

①鼓：鼓动。

②一阳、一阴：一阳，脉动有力；一阴，脉动力弱。

③阴阳相过曰溜：阴阳相过，阴与阳交互之时；溜，滑也。

结[①]阳者，肿四肢；结阴者，便血一升，再结二升，三结三。阴阳结斜[②]，多阴少阳曰石水[③]，少腹肿。二阳结，谓之消[④]；三阳结，谓之隔[⑤]；三阴结，谓之水；一阴一阳结，谓之喉痹[⑥]。

【注释】

①结：郁结不通。

②斜：通“邪”。

③石水：病名，水肿病之一种，其脉自沉，外证腹满不喘。

④消：消渴。

⑤隔：上焦膈咽不通。

⑥喉痹：喉部肿痛，吞咽不利。

阴搏阳别[①]，谓之有子；阴阳虚，肠澼[②]死；阳加于阴谓之汗；阴虚阳搏谓之崩[③]。三阴俱搏，二十日夜半死；二阴俱搏，十三日夕时死；一阴俱搏，十日平旦死；三阳俱搏且鼓，三日死；三阴三阳俱搏，心腹满，发尽，不得隐曲[④]，五日死；二阳俱搏，其病温，死不治，不过十日死。

【注释】

①阴搏阳别：阴，指尺脉，阳，指寸脉。搏，脉动有力，别，有明显区别。

②肠澼：痢疾。

③崩：突然大量下血。

④不得隐曲：隐曲，此处指大小便。

六节藏象论

人迎[①]一盛[②]，病在少阳，二盛，病在太阳，三盛，病在阳明，四盛已[③]上为格阳。寸口一盛，病在厥阴，二盛病在少阴，三盛病在太阴，四盛已上为关阴。人迎与寸口俱盛四倍已上为关格[④]，关格之脉赢[⑤]，不能极于天地之精气，则死矣。

【注释】

①人迎：切脉部位，人迎，在颈部两侧之动脉应手处。

②一盛：盛，即脉大有力，一盛，是大一倍，二盛即大二倍。

③已：通“以”。

④关格：关，阴也，在内；格，阳也，在外。

⑤赢：太过、有余。

五脏生成篇

五脏之气[①]：色见青如草兹[②]者死，黄如枳实[③]者死，黑如炲[④]者死，赤如衃血[⑤]者死，白如枯骨者死，此五色之见死也。

【注释】

①五脏之气：气，指气色。

②草兹：枯死之草色。

③枳实：色黑黄不泽。

④炲：煤烟之灰。

⑤衃血：黑而黯淡之血。

青如翠[①]羽者生，赤如鸡冠者生，黄如蟹腹[②]者生，白如豚膏[③]者生，黑如乌羽[④]者生，此五色之见生也。

【注释】

①翠：青绿色鸟。

②蟹腹：螃蟹腹部之色。

③豚膏：猪之脂肪。

④乌羽：乌鸦之羽毛。

生于心，如以缟[①]裹朱；生于肺，如以缟裹红[②]；生于肝，如以缟裹绀[③]；生于脾，如以缟裹栝蒌实[④]；生于肾，如以缟裹紫，此五脏所生之外荣也。

【注释】

①缟：白色生绢。

②缟裹红：白中透红。

③绀：青中透赤之绢。

④栝楼实：药名，其色黄。

色味当[①]五脏：白当肺、辛，赤当心、苦，青当肝、酸，黄当脾、甘，黑当肾、咸。故白当皮，赤当脉，青当筋，黄当肉，黑当骨。

【注释】

①当：应也。

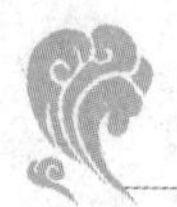

诊病之始[1]，五决[2]为纪，欲知其始，先建其母[3]，所谓五决者，五脉也。

【注释】

①始：开始。

②五决：根据五脏脉息决断病情。

③先建其母：先建，事先确定；其母，应时之主气。

是以头痛巅疾，下虚上实，过[1]在足少阴、巨阳，甚则入肾。徇蒙招尤[2]，目瞑耳聋，下实上虚，过在足少阳、厥阴，甚则入肝。腹满䐜胀，支[3]膈胠胁，下厥上冒[4]，过在足太阴、阳明。咳嗽上气，厥[5]在胸中，过在手阳明、太阴。心烦头痛[6]，病在膈中，过在手巨阳、少阴。

【注释】

①过：过错，此处指病。

②徇蒙招尤：徇，眩也；蒙，目昏花；招，掉、摇；尤，甚。徇蒙招尤，即头晕眼花。

③支：支撑。

④下厥上冒：厥，逆上之气。冒，上逆也。此句意即清气不升，浊气不降。

⑤厥：气逆。

⑥心烦头痛：当改为：胸中痛，支满，腰背相引而痛。

夫脉之大、小、滑、涩、浮、沉，可以指别[1]；五脏之象，可以类推；五脏相音[2]，可以意识；五色微诊[3]，可以目察；能合脉色，可以万全。

【注释】

①指别：指，手指；别，区别脉象。

②相音：相，当作“形”。相，即阴阳二十五人不同之相貌；音，指角、征、宫、商、羽五音。

③微诊：详细诊断。

赤，脉之至也喘[1]而坚，诊曰有积气在中，时害于食，名曰心痹[2]；得之外疾思虑而心虚，故邪从之。白，脉之至也喘而浮，上虚下实，惊，有积气在胸中，喘而虚，名曰肺痹，寒热，得之醉而使内[3]也。青，脉之至也长而左右弹，有积气在心下，支胠[4]，名曰肝痹，得之寒湿，与疝同法，腰痛，足清，头痛。黄，脉之至也大而虚，有积气在腹中，有厥气，名曰厥疝，女子同法[⑤]，得之疾使四肢[⑥]，汗出当风。黑，脉之至也上坚而大，有积气在小腹与阴[⑦]，名曰肾痹，得之沐浴清水而卧。

【注释】

①喘：急疾。

②痹：闭塞不通。

③使内：房事。

④支胠：支撑胸胁。

⑤女子同法：对女性病人作同样诊断。

⑥疾使四肢：过度使用四肢。

⑦阴：指前阴。

凡五色之奇脉，面黄目青，面黄目赤，面黄目白，面黄目黑者，皆不死也。面青目赤，面赤目白，面青目黑，面黑目白，面赤目青，皆死也。

诊要经终论

黄帝问曰：诊要何如？岐伯对曰：正月、二月，天气始方[①]，地气始发，人气在肝；三月、四月，天气正方[②]，地气定发，人气在脾；五月、六月，天气盛，地气高[③]，人气在头；七月、八月，阴气始杀，人气在肺；九月、十月，阴气始冰，地气始闭，人气在心；十一月、十二月，冰复[④]，地气合，人气在肾。

【注释】

①方：正。

②正方：正当其时。

③高：升上之意。

④冰复：复者，伏也，因冰冷而伏。

帝曰：愿闻十二经脉之终奈何？岐伯曰：太阳之脉，其终也，戴眼[①]，反折瘛疭[②]，其色白，绝汗[③]乃出，出则死矣。少阳终者，耳聋，百节皆纵目睘[4]绝系[5]，绝系一日半死，其死也色先青白，乃死矣。阳明终者，口目动作，善惊，妄言，色黄，其上下经盛，不仁，则终矣。少阴终者，面黑，齿长[6]而垢，腹胀闭，上下不通而终矣。太阴终者，腹胀闭，不得息，善噫，善呕，呕则逆，逆则面赤，不逆则上下不通，不通则面黑，皮毛焦而终矣。厥阴终者，中热嗌干，善溺心烦，甚则舌卷，卵[7]上缩而终矣。此十二经之所败也。

【注释】

①戴眼：眼睛仰视，不能转动。

②反折瘛疭：角弓反张，手足抽搐。

③绝汗：人临死时，汗出不流。

④目睘：直视如惊貌。

⑤绝系：目与大脑相联系之脉络谓之目系，其系不通，谓之绝系。

⑥齿长：牙龈萎缩，牙齿见长。

⑦卵：睾丸。

脉要精微论

黄帝问曰：诊法[1]何如？岐伯对曰：诊法常以平旦，阴气未动，阳气未散[2]，饮食未进，经脉未盛，络脉调匀，气血未乱，故乃可诊有过之脉[3]。

切脉动静，而视精明[4]，察五色，观五脏有余不足，六腑强弱，形之盛衰，以此参伍[5]，决死生之分。

【注释】

①诊法：主要指切脉。

②阴气未动，阳气未散：阴阳气血尚处于安静不乱，正常运行之时。

③有过之脉：过，之疾病。

④精明：眼睛。

⑤参伍：相互参合考察。

血之府[1]也。长则气治[2]，短则气病[3]，数则烦心[4]，大则病进[5]，

，下盛则气胀[7]，代则气衰[8]，细则气少[9]，涩则心痛[10]，浑浑革

至如涌泉[11]，病进而色弊[12]；绵绵其去如弦绝[13]者死。

【注释】

①血之府：府，所聚为府，即血液运行之处。

②长则气治，长，指长脉，端直迢迢，过于本位；气治，气机条畅。

③短则气病：短，指短脉，两头缩缩，不及本位；气病，指气虚。

④数则心烦，数，指数脉，一息六至；数主热，热盛则心烦。

⑤大则病进：大，指大脉，脉形洪盛，来盛去衰；病进，病情加重。

⑥上盛则气高：上盛，指寸脉盛大有力；气高，胸闷喘满。

⑦下盛则气胀：下盛，尺脉有力；气胀，气滞而腹胀。

⑧代则气衰：代，指代脉，脉动中止，止有定数；气衰，元气衰竭。

⑨细则气少：细，指细脉，脉形萦萦如丝；气少，气虚血少。

⑩涩则心痛：涩，指涩脉，脉来涩滞不利；心痛，心脏部位疼痛。

⑪ 浑浑革至如涌泉：浑浑，脉象混乱，指数不明；革至，脉形多变，无一定之形；涌泉，形容脉象之混乱。

⑫ 病进则色弊：病进，病情加重；色弊，色泽败坏凋敝。

⑬ 绵绵其去如弦绝：绵绵，形容脉象轻微软弱，不禁按取；如弦绝，如弓弦之断绝。

夫精明五色者[①]，气之华[②]也。赤欲如白裹朱[③]，不欲如赭[④]；白欲如鹅羽，不欲如盐；青欲如苍璧之泽[⑤]，不欲如蓝；黄欲如罗裹雄黄[⑥]，不欲如黄土；黑欲如重漆色，不欲如地苍[⑦]。五色精微象见矣[⑧]，其寿不久也。夫精明者，所以视万物、别黑白、审短长；以长为短，以白为黑，如是则精衰矣。

【注释】

①精明五色：精明，目也；五色，面部五色。

②气之华：华，色泽。

③白裹朱：白，指帛；裹朱，红润不露。

④赭：暗红不泽。

⑤苍璧之泽：如玉之色泽清润。

⑥罗裹雄黄：罗丝织品，雄黄，色黄而明润。

⑦地苍：枯黯而黑。

⑧五色精微象见矣：真元精微之气，通过色泽而表现于外。

五脏者，中之守也[①]，中盛脏满，气胜伤恐者[②]，声如从室中言，是中气之湿[③]也。言而微[④]，终日乃复言者[⑤]，此夺气也。衣被不敛，言语善恶，不避亲疏者，此神明之乱也。仓廪不藏者，是门户不要也[⑥]。水泉不止[⑦]者，是膀胱不藏也。得守者生，失守者死。

【注释】

①五藏者，中之守也：中，体内；守，机要之所在。

②中盛藏满，气胜伤恐者：中盛，指腹部邪气壅盛；藏满，内脏满胀；气胜，邪气太盛；伤恐，伤于恐惧。全句谓，病人伤于恐惧而致胸腹胀满。

③湿：湿，乃“实”字之误。

④言而微：语声低微。

⑤终日乃复言者：反复一语，喃喃不已。

⑥仓廪不藏者，是门户不要也：仓廪，指内在脏腑；门户不要，要者，约也，即正气虚而不守。

⑦水泉不止：小便不禁。

夫五脏者，身之强也[①]。头者，精明之府[②]，头倾视深[③]，精神将夺矣；背者，胸中之府[④]，背曲肩随，府将坏矣；腰者，肾之府[⑤]，转摇不能，肾将惫[⑥]矣；膝者，筋之府[⑦]，屈伸不能，行则偻附[⑧]，筋将惫矣；骨者，髓之府[⑨]，不能久立，行则振掉，骨将惫矣。得强[⑩]则生，失强则死。

【注释】

①身之强也：身，指生命；强，指中枢。

②头者，精明之府：精明，指人身之精气，精气汇聚于头，故头为精明之府。

③头倾视深：头垂目陷。

④背者，胸中之府：背居胸外，故为其府。

⑤腰者，肾之府：肾居腰中，故腰为肾之府。

⑥惫：疲惫、倦怠。

⑦膝者，筋之府：筋汇于膝中故也。

⑧行则偻附：弯腰曲伏。

⑨骨者，髓之府：髓聚于骨中故也。

⑩强：此指壮实，强壮。

帝曰：脉其四时动奈何？知病之所在奈何？知病之所变奈何？知病乍在内奈何？知病乍在外奈何？请问此五者，可得闻乎？岐伯曰：请言其与天运转大①也。万物之外，六合之内，天地之变，阴阳之应，彼春之暖，为夏之暑，彼秋之忿，为冬之怒。四变之动，脉与之上下，以春应中规，夏应中矩，秋应中衡，冬应中权。是故冬至四十五日，阳气微上，阴气微下；夏至四十五日阴气微上，阳气微下。阴阳有时，与脉为期，期而相失②，知脉所分，分之有期，故知死时。微妙在脉，不可不察，察之有纪，从阴阳始，始之有经③，从五行生，生之有度，四时为宜，补写勿失，与天地如一④，得一之情，以知死生。是故声合五音⑤，色合五行⑥，脉合阴阳。

是知阴盛，则梦涉大水，恐惧，阳盛，则梦大火燔灼，阴阳具盛则梦相杀毁伤；上盛则梦飞，下盛则梦堕；甚饱则梦予，甚饥则梦取；肝气盛则梦怒，肺气盛则梦哭；短虫多则梦聚众，长虫多则梦相击毁伤。

是故持脉有道，虚静为保⑦。春日浮，如鱼之游在波；夏日在肤，泛泛乎万物有余；秋日下肤，蛰虫将去；冬日在骨，蛰虫周密，君子居室。故曰：知内者终而纪之，知外者终而始之⑧。此六者，持脉之大法。

【注释】

①天运转大：指阴阳循环升降，遍于宇内。

②期而相失：应至而不至，应见而不见。

③始之有经：始，指发生；有经，有经常之道。

④天地如一：一，一致也。

⑤声合五音：声，指呼、笑、歌、哭、呻；音指角、征、宫、商、羽。

⑥色合五行：色指青、黄、赤、白、黑；行指木、火、土、金、水。

⑦虚静为保：安静最佳。

⑧知内者终而纪之，知外者终而始之：内，指五脏之气，纪，规律；外，

指经络之气，经脉有序，终始自续。

心脉搏坚而长[①]，当病舌卷不能言；其耎而散[②]者，当消环自已[③]。肺脉搏坚而长，当病唾血；其耎而散者，当病灌汗[④]，至今不复散发[⑤]也。肝脉搏坚而长，色不青，当病坠若搏[⑥]，因血在胁下，令人喘逆；其耎而散，色泽[⑦]者，当病溢饮[⑧]。溢饮者，渴暴多饮，而易[⑨]入肌皮肠胃之外也。

【注释】

①搏坚而长：太过有力。

②耎而散：不及无力。

③消环自已：消，尽也，环，一周也；自已，自行结束。此句之意即，期尽一周，病及自已。

④灌汗：一作漏汗。

⑤至今不复散发：汗多亡阳，故不可再发散。

⑥当病坠若搏：坠，跌损；搏，打刺损伤。

⑦色泽：色明亮而润。

⑧溢饮：病名。

⑨易：亦作"溢"字解。

胃脉搏坚而长，其色赤，当病折髀[①]；其耎而散者，当病食痹[②]。脾脉搏坚而长，其色黄，当病少气；其耎而散，色不泽者，当病足骱肿[③]，若水状也。肾脉搏坚而长，其色黄而赤者，当病折腰[④]；其耎而散者，当病少血[⑤]，至今不复也。

【注释】

①折髀：股部疼痛如折。

②食痹：病名，食后饮食积滞不化。

③足骱肿：足及小腿部肿。

④折腰：腰痛如折。

⑤少血：精血虚少。

帝曰：诊得心脉而急，此为何病？病形何如？岐伯曰：病名心疝[①]，少腹当有形也。帝曰：何以言之？岐伯曰：心为牡脏[②]，小肠为之使[③]，故曰少腹当有形也。帝曰：诊得胃脉，病形何如？岐伯曰：胃脉实则胀，虚则泄。

【注释】

①心疝：病名，指心痛。

②心为牡脏：牡脏，心之别名。以牡为阳，心属火，属阳居膈上，故曰牡脏。

③小肠为之使：心与小肠为表里，为心之使。

帝曰：病成而变①何谓？岐伯曰：风成为寒热②，瘅成为消中③，厥成为巅疾④，久风为飧泄⑤，脉风成为疠⑥。病之变化，不可胜数。

【注释】

①病成而变：病之成因及变化。而，意即及、与。

②风成为寒热：风为寒热之成因。

③瘅成为消中：瘅，热也，病名。消中，瘅病之证，也作病名，随食随消也。

④厥成为癫疾：厥，同于癫，即今之痫病。

⑤久风为飧泄：风属木而克脾土，则为飧泄。

⑥脉风成为疠：疠，病名，亦风病也，风寒乘于脉，则成为疠。

帝曰：诸痈肿筋挛骨痛①，此皆安生？岐伯曰：此寒气之肿，八风之变也。帝曰：治之奈何？岐伯曰：此四时之病，以其胜治之②愈也。

【注释】

①痈肿筋挛骨痛：痈肿，外科病；筋挛，筋脉拘挛病；骨痛，骨节疼痛。

②以其胜治之：按五行相胜法治疗，痈肿之因火者以水（寒凉）胜火之法治之。

帝曰：有故病五脏发动，因伤脉色，各何以知其久暴病至之病乎？岐伯曰：悉乎哉问也！征①其脉小色不夺②者，新病也；征其脉不夺，其色夺者，此久病也；征其脉与五色俱夺者，此久病也；征其脉与五色俱不夺者，新病也。肝与肾脉并至，其色苍赤，当病毁伤③，不见血，已见血湿若中水④也。

【注释】

①征：征验、证明。

②夺：失也。

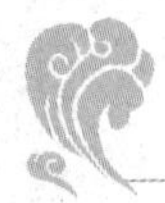

③当病毁伤：当病，突然发病；毁伤，损伤也。

④湿若中水：中，伤也。中水，即受到水邪伤害而发病。

尺内[①]两旁，则季胁[②]也，尺外以候肾，尺里以候腹。中附上[③]，左外以候肝，内以候膈；右外以候胃，内以候脾。上附上[④]，右外以候肺，内以后胸中；左外以后心，内以候膻中。前以候前，后以候后[⑤]。上竟上者[⑥]，胸喉中事也；下竟下者[⑦]，少腹腰股膝胫足中事也。

【注释】

①尺内：即尺部。

②季胁：胸肋下部。

③中附上：指关部。

④上附上：指寸部。

⑤前以候前，后以候后：前，谓近掌心侧；后，谓近手背侧。

⑥上竟上者：寸部近掌处。

⑦下竟下者：尺部近肘处。

粗大[①]者，阴不足，阳有余，为热中[②]也。来疾去徐[③]，上实下虚，为厥巅疾；来徐去疾，上虚下实，为恶风[④]也。故中恶风者，阳气受也。有脉俱沉细数者，少阴厥也。沉细数散者，寒热也。浮而散者，为眴仆[⑤]。诸浮不躁[⑥]者，皆在阳，则为热；其有躁者在手[⑦]。诸细而沉者，皆在阴，则为骨痛；其有静者在足[⑧]。

【注释】

①粗大：即洪大脉。

②热中：阴虚阳实之内热证。

③来疾去徐：脉搏跳起为来，下落为去，疾者快也，徐者缓。

④恶风：即疠风。

⑤眴仆：眩晕而突然跌倒。

⑥躁：与静相反，躁动也。

⑦其有躁者在手：躁疾之脉在手三阳经。

⑧其有静者在足：沉静之脉在足三阴经。

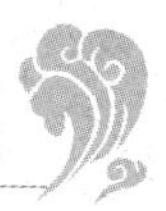

数动一代[①]者，病在阳之脉也，泄及便脓血。诸过者切之[②]，涩者，阳气有余也；滑者，阴气有余也。阳气有余，为身热无汗；阴气有余，为多汗身寒；阴阳有余，则无汗而寒。推而外之，内而不外[③]，有心腹积也；推而内之，外而不内[④]，身有热也。推而上之，上而不下[⑤]，腰足清也。推而下之，下而不上[⑥]，头项痛也。按之至骨，脉气少者，腰脊痛而身有痹也。

【注释】

①数动一代：数动，脉跳若干次；一代，停止一次。

②诸过者切之：诸过，多种；过，疾病；切之，切脉。

③推而外之，内而不外：脉动在内侧，向外侧推而仍在内侧。

④推而内之，外而不内：脉动在外侧，向内侧推而仍在外。

⑤推而上之，上而不下：上而不下，当作“下而不上”。

⑥推而下之，下而不上：下而不上，当作“上而不下”。

平人气象论

黄帝问曰：平人何如？岐伯对曰：人一呼脉再动，一吸脉亦再动，呼吸定息[①]，脉五动，闰以太息[②]，命曰平人。平人者，不病也，常以不病调病人，医不病，故为病人平息以调之为法。人一呼脉一动，一吸脉一动，曰少气。人一呼脉三动，一吸脉三动而躁，尺热[③]曰病温，尺不热脉滑曰病风，脉涩曰痹。人一呼脉四动以上曰死[④]，脉绝不至曰死，乍疏乍数曰死。

【注释】

①呼吸定息：出气曰呼，吸气曰吸，一呼一吸，谓之一息。

②闰以太息：闰，有余也。在四至五次呼吸之后有一稍长之息，谓之太息。

③尺热：尺部皮肤热。

④人一呼脉四动以上曰死：一呼脉动四次，则一息脉动八次，是谓“夺精”，夺精则精气衰，故曰死。

平人之常气禀于胃[①]，胃者平人之常气也；人无胃气曰死，逆者死。春胃微弦曰平[2]，弦多胃少曰肝病，但弦无胃曰死；胃而有毛[3]曰秋病，毛甚曰今病。脏真散[4]于肝，肝藏筋膜之气也。夏胃微钩[5]曰平，钩多胃少曰心病，但钩无胃曰死。胃而有石[6]曰冬病，石甚曰今病。脏真通于心，心藏血脉之气也。长夏胃微耎弱曰平，弱多胃少曰脾病，但代[7]无胃曰死，耎弱有石曰冬病，弱甚曰今病。脏真濡[8]于脾，脾藏肌肉之气也。秋胃微毛曰平，毛多胃少曰肺病，但毛无胃曰死，毛而有弦曰春病，弦甚曰今病。脏真高于肺，以行荣卫阴阳也。冬胃微石曰平，石多胃少曰肾病，但石无胃曰死，石而有钩曰夏病，钩甚曰今病。脏真下于肾，肾藏骨髓之气也。

【注释】

①胃：指胃气。

②平：指常脉。

③毛：指浮脉。

④散：布散。

⑤钩：前曲后居，如操带钩之洪脉。

⑥石：沉脉。

⑦代：代脉。

⑧濡：润养。

胃之大络，名曰虚里[1]，贯膈络肺，出于左乳下，其动应衣[2]，脉宗气[3]也。盛喘数绝[4]者，则病在中；结而横[5]，有积矣；绝不至曰死。乳之下，其动应衣，宗气泄也。

【注释】

①虚里：左乳之下，心尖搏动处。

②其动应衣：衣，一作“手”。

③宗气：水谷精气、吸入之清气、人体内之元真之气、合而为宗气。

④盛喘数绝：盛，作快解；喘，指脉之跳动；数，屡次、频繁。此句义为，心脏跳动极快并且出现频繁停止现象（促脉）。

⑤结而横：结，结脉，缓而时见一止，为结脉，横，横斜也，仍指虚里所见。

欲知寸口[1]太过与不及，寸口之脉中手[2]短者，曰头痛。寸口脉中手长者，曰足胫痛。寸口脉中手促上击者，曰肩背痛。寸口脉沉而坚者，曰病在中。寸口脉浮而盛者，曰病在外。寸口脉沉而弱，曰寒热及疝瘕少腹痛。寸口脉沉而横，曰胁下有积，腹中有横积痛。寸口脉沉而喘，曰寒热。脉盛滑坚者，曰病在外。脉小实而坚者，曰病在内。脉小弱以涩，谓之久病。脉滑浮而疾者，谓之新病。脉急者，曰疝瘕少腹痛。脉滑曰风，脉涩曰痹。缓而滑曰热中。盛而紧曰胀。脉从阴阳，病易已；脉逆阴阳，病难已。脉得四时之顺，曰病无他；脉反四时及不间脏[③]，曰难已。臂多青筋，曰脱血。尺缓脉涩，谓之解㑊[④]安卧。脉盛，谓之脱血。尺涩脉滑，谓之多汗。尺寒脉细，谓之后泄。脉尺粗常热者，谓之热中。肝见庚辛死，心见壬癸死，脾见甲乙死，肺见丙丁死，肾见戊己死，是谓真脏见，皆死。

【注释】

①寸口：指腕部之寸、关、尺三部脉。

②中手：脉息应指，谓之中手。

③不间脏：间，间隔。间脏，指按相生次序而传；不间藏，按相克次序而传。

④解㑊：即懈惰。

颈脉[①]动喘疾咳，曰水。目裹[②]微肿，如卧蚕起之状[③]，曰水。溺黄赤，安卧者，黄疸；已食如饥者，胃疸[④]。面肿曰风。足胫肿曰水。目黄者，曰黄疸。妇人手少阴脉动甚者，妊子也。脉有逆从四时，未有脏形[⑤]，春夏而脉瘦[⑥]，秋冬而脉浮大，命曰逆四时也。风热而脉静，泄而脱血脉大，病在中脉虚，病在外脉涩坚者，皆难治，命曰反四时也。

人以水谷为本，故人绝水谷则死，脉无胃气亦死。所谓无胃气者，但得真脏脉，不得胃气也。所谓脉不得胃气者，肝不弦，肾不石也。太阳脉至，洪大以长；少阳脉至，乍数乍疏，乍短乍长；阳明[⑦]脉至，浮大而短。

【注释】

①颈脉：颈部动脉处，人迎脉也。

②目裹：上下眼睑。

③卧蚕起之状：如眠后脱皮之蚕一样，臃肿润泽。

④胃疸：病名，食已即饥之黄疸病。

⑤未有脏形：马莳云：未有正脏之脉相形，而他脏之脉反见。

⑥春夏而脉瘦：脉瘦，即脉小。

⑦太阳、少阳、阳明：太阳，指五月、六月；少阳，指正月、二月；阳明，指三月、四月。

夫平心脉来，累累如连珠，如循琅玕[①]，曰心平，夏以胃气为本；病心脉来，喘喘[②]连属，其中微曲，曰心病。死心脉来，前曲后居[③]，如操带钩，曰心死。

【注释】

①琅玕：如珠之美玉，形容圆润滑利。

②喘喘：形容脉来急促。

③前曲后居：形容脉搏轻取时坚强不柔，重取时牢实不动。

平肺脉来，厌厌聂聂[①]，如落榆荚[②]，曰肺平，秋以胃气为本；病肺脉来，不上不下，如循鸡羽[③]，曰肺病；死肺脉来，如物之浮，如风吹毛，曰肺死。

【注释】

①厌厌聂聂：形容浮薄流利，翩翩而动。

②如落榆荚：如榆钱飘落，轻虚以浮。

③如循鸡羽：如触摸鸡羽，涩滞不利。

平肝脉来，耎弱招招[①]，如揭长竿末梢，曰肝平，春以胃气为本；病肝脉来，盈实而滑[②]，如循长竿，曰肝病；死肝脉来，急益劲，如新张弓弦，曰肝死。

【注释】

①招招：通“迢迢”，软弱而长，轻飏摆动之貌。

②盈实而滑：指下盈满滑实之感觉。

平脾脉来，和柔相离[①]，如鸡践地[②]，曰脾平，长夏以胃气为本；病脾脉来，实而盈数[③]，如鸡举足[④]，曰脾病；死脾脉来，锐坚如乌之喙[⑤]，如鸟之距[⑥]，如屋之漏[⑦]，如水之流[⑧]，曰脾死。

【注释】

①相离：相离，相济也。

②如鸡践地：和缓轻柔之象。

③实而盈数：充实而快疾。

④如鸡举足：如鸡受惊时，快速疾行貌。

⑤如乌之喙：如乌鸦嘴巴之坚而曲。

⑥如鸟之距：形容脉搏如鸡足行走一样均匀有序。

⑦如屋之漏：形容脉搏如破屋漏水一样没有伦次。

⑧如水之流：形容脉搏有来无去之象。

平肾脉来，喘喘累累如钩，按之而坚，曰肾平，冬以胃气为本；病肾脉来，如引葛[①]，按之益坚，曰肾病；死肾脉来，发如夺索[②]，辟辟如弹石[③]，曰肾死。

【注释】

①如引葛：形容脉搏坚搏牵连。

②发如夺索：坚劲而长之象。

③辟辟如弹石：形容脉搏跳动坚实而无伦次。

玉机真脏论

黄帝问曰：春脉如弦，何如而弦？岐伯对曰：春脉者肝也，东方木也，万物之所以始生也；故其气来，耎弱轻虚而滑，端直以长，故曰弦。反此者病。帝曰：何如而反？岐伯曰：其气来实而强，此谓太过，病在外；其气来不实而微，此谓不及，病在中。帝曰：春脉太过与不及，其病皆何如？岐伯曰：太过则令人善怒，忽忽眩冒而巅疾；其不及，则令人胸痛引背，下则两胁胠满。帝曰：善。

夏脉如钩，何如而钩？岐伯曰：夏脉者心也，南方火也，万物之所以生长也；故其气来盛去衰，故曰钩。反此者病。帝曰：何如而反？岐伯曰：其气来盛去亦盛，此谓太过，病在外；其气来不盛，去反盛，此谓不及，病在中。帝曰：夏脉太过与不及，其病皆何如？岐伯曰：太过则令人身热而肤痛，为浸淫[①]；其不及，则令人烦心，上见咳唾，下为气泄[②]。帝曰：善。

【注释】

①浸淫：逐渐蔓延扩大。

②气泄：即矢气。

秋脉如浮，何如而浮？岐伯曰：秋脉者肺也，西方金也，万物之所以收成也；故其气来，轻虚以浮，来急去散，故曰浮。反此者病。帝曰：何如而反？岐伯曰：其气来毛而中央坚，两旁虚，此谓太过，病在外；其气来毛而微，此谓不及，病在中。帝曰：秋脉太过与不及，其病皆何如？岐伯曰：太过则令人逆气，而背痛愠愠然[①]；其不及则令人喘，呼吸少气而咳，上气见血，下闻病音[②]。帝曰：善。

【注释】

①愠愠然：郁闷不舒。

②下闻病音：喘息时发出之声音。

冬脉如营[①]，何如而营？岐伯曰：冬脉者肾也，北方水也，万物之所以合藏也，故其气来，沉以搏，故曰营，反此者病。帝曰：何如而反？岐伯曰：其气来如弹石者，此谓太过，病在外；其去如数者，此谓不及，病在中。帝曰：冬脉太过与不及，其病皆何如？岐伯曰：太过则令人解㑊，脊脉痛而少气，不欲言；其不及则令人心悬如病饥，眇[②]中清，脊中痛，少腹满，小便变赤黄。帝曰：善。

【注释】

①冬脉如营：指沉脉。

②眇：肋骨下空软处。

帝曰：四时之序，逆从之变异也，然脾脉独何主？岐伯曰：脾脉者，土也，孤脏以灌四傍也。帝曰：然则脾善恶，可得见之乎？岐伯曰：善者不可得见，恶者可见。帝曰：恶者何如可见？岐伯曰：其来如水之流者，此谓太过，病在外；如鸟之喙者，此谓不及，病在中。帝曰：夫子言脾为孤脏，中央土以灌四旁，其太过与不及，其病皆何如？岐伯曰：太过则令人四肢不举；其不及则令人九窍不通，命曰重强[①]。帝瞿然[②]而起，再拜而稽首曰：善。吾得脉之大要，天下至数，《五色》《脉变》《揆度》《奇恒》，道在于一；神转不回，回则不转，乃失其机。至数之要，迫近以微，著之玉版，藏之于府，每旦读之，命曰《玉机》。

【注释】

①重强：重，脏气郁滞重坠；强，气机不和。

②瞿然：惊悟貌。

五脏受气[①]于其所生，传之于其所胜[②]，气舍于其所生[③]，死于其所不胜[④]。病之且死，必先传行，至其所不胜，病乃死。此言气之逆行也，故死。肝受气于心，传之于脾，气舍于肾，至肺而死；心受气于脾，传之于肺，气舍于肝，至肾而死。脾受气于肺，传之于肾，气舍于心，至肝而死。肺受气于肾，传之于肝，气舍于脾，至心而死。肾受气于肝，传之于心，气舍于肺，至脾而死。此皆逆死也。一日一夜五分之[⑤]，此所以占死生[⑥]之早暮也。

黄帝曰：五脏相通，移皆有次。五脏有病，则各传其所胜。不治，法三月，若六月，若三日，若六日[⑦]，传五脏而当死。是顺传所胜之次[⑧]。故曰：别于阳者，知病从来；别于阴者，知死生之期，言知至其所困而死。

【注释】

①受气：受病气，即子病传母。

②传之于其所胜：以相克之次序相传。

③气舍于其所生：舍，停留之意。病邪停留于其母藏。

④死于其所不胜：死于克我（我所不胜）之时。

⑤一日一夜五分之：把一昼夜按五藏分为五个时段，即平旦属肝，日中属心，薄暮属肺，夜半属肾，午后属脾。

⑥死生：死生之生字，当作者加，言占死者之早暮。

⑦法三月，若六月，若三日，若六日：此言疾病在人体之传变情况有快慢之不同。快者，半个月传一脏，三个月即传遍五脏；慢者一个月传一脏，六个月即传遍五脏。

⑧是顺传所胜之次：此句衍文。

大骨枯槁[①]，大肉陷下[②]，胸中气满，喘息不便，其气动形，期六月死；真脏脉见，乃予之期日。大骨枯槁，大肉陷下，胸中气满，喘息不便，内痛引肩项，期一月死；真脏脉见，乃予之期日。大骨枯槁，大肉陷下，胸中气满，喘息不便，内痛引肩项，身热，脱肉破䐃[3]，真脏见，十日之内死。大骨枯藁，大肉陷下，肩随内消[4]，动作益衰，真脏来见[5]，胸中气满，腹内痛，心中不便，肩项身热，破䐃脱肉，目眶陷，真脏见，目不见人，立死；其见人者，至其所不胜之时则死。极虚身中卒至[6]，五脏绝闭，脉道不通，气不往来，譬于堕溺[7]，不可为期，其脉绝不来，若人一息[8]，五六至，其形肉不脱，真脏虽不见，犹死也。

【注释】

①大骨枯槁：大骨，指肩、膝、脊、腰；枯槁，消瘦弱小。

②大肉陷下：大肉，指腿、臂、臀等处之肉；陷下，羸瘦销铄。

③脱肉破䐃：脱肉，指肌肉消瘦；破，破败；䐃，指肘、膝、髀、厌等高处之肉。

④肩随内消：肩，指大椎骨；随，即倾坠歪斜；内消，椎骨内之骨髓干涸。

⑤来见：来，当作“未”。

⑥极虚身中卒至：极虚，正气一时突然亏虚；身中，身体被邪气中伤；卒至，这种情况突然发生。

⑦堕溺：堕，从高处跌落；溺，被水淹溺。

⑧一息：息，当作“呼”。

真肝脉至，中外急，如循刀刃责责然[1]，如按琴瑟弦，色青白不泽，毛折[2]乃死；真心脉至，坚而搏，如循薏苡子[3]累累然[4]，色赤黑不泽，毛折乃死；真肺脉至，大而虚，如以毛羽中人肤[5]，色白赤不泽，毛折乃死；真肾脉至，搏而绝，如指弹石辟辟然[6]，色黑黄不泽，毛折乃死；真脾脉至，弱而乍数乍疏[7]，色黄青不泽，毛折乃死。诸真脏脉见者，皆死不治。

【注释】

①责责然：锋利击指之感觉。

②毛折：皮毛焦折。

③如循薏苡子：如指触薏苡子一样，有坚硬感。

④累累然：兼容脉来急促，一个紧接一个。

⑤毛羽中人肤：如用毛羽触肤之感觉。

⑥弹石辟辟然：如用石子击指的感觉。

⑦乍数乍疏：忽快忽慢。

黄帝曰：见真脏曰死，何也？岐伯曰：五脏者，皆禀气[①]于胃，胃者，五脏之本也。脏气者，不能自致于手太阴，必因于胃气乃至于手太阴也。故五脏各以其时，自为而至于手太阴也。故邪气胜者，精气衰也。故病甚者，胃气不能与之俱至于手太阴，故真脏之气独见，独见者，病胜脏也，故曰死。帝曰：善。

【注释】

①禀气：禀受气血也。

所谓逆四时者，春得肺脉，夏得肾脉，秋得心脉，冬得脾脉，其至皆悬绝沉涩者，命曰逆四时。未有脏形[①]，于春夏而脉沉涩，秋冬而脉浮大，名曰逆四时也。

病热脉静，泄而脉大，脱血而脉实，病在中脉实坚，病在外脉不实坚者[②]，皆难治。

黄帝曰：余闻虚实以决死生，愿闻其情？岐伯曰：五实死，五虚死。帝曰：愿闻五实五虚。岐伯曰：脉盛，皮热，腹胀，前后不通，闷瞀[③]，此谓五实。脉细，皮寒，气少，泄利前后，饮食不入，此谓五虚。帝曰：其时有生者何也？岐伯曰：浆粥入胃，泄注止，则虚者活；身汗得后利，则实者活，此其候也。

【注释】

①未有脏形：脉象未能随四时变化而表现于外。

②病在中脉实坚，病在外脉不实坚者：此句应是“病在中，脉虚，病在外，脉涩坚”。

③闷瞀：心情郁闷，两目昏花。

经脉别论

黄帝问曰：人之居处动静勇怯[①]，脉亦为之变乎？岐伯对曰：凡人之惊恐恚劳动静，皆为变也。是以夜行则喘出于肾，淫气[②]病肺。有所堕恐，喘出于肝，淫气害脾；有所惊恐，喘出于肺，淫气伤心。度水跌仆，喘出于肾与骨，当是之时，勇者气行则已，怯者则著而为病也。故曰：诊病之道，观人勇怯、骨肉、皮肤，能知其情，以为诊法也。

【注释】

①居处动静勇怯：居处，居住环境；动静，劳逸情况；勇怯，身体强弱。

②淫气：邪气，足以成病之气。

故饮食饱甚，汗出于胃；惊而夺精[①]，汗出于心；持重远行，汗出于肾；疾走恐惧，汗出于肝；摇体劳苦，汗出于脾。故春秋冬夏，四时阴阳，生病起于过用，此为常也。

【注释】

①惊而夺精：惊恐之后，精神受到损伤。

宣明五气论

五脉应象：肝脉弦，心脉钩，脾脉代，肺脉毛，肾脉石，是谓五脏之脉。

五邪所见：春得秋脉，夏得冬脉，长夏得春脉，秋得夏脉，冬得长夏脉，名曰阴出之阳，病善怒不治，是谓五邪，皆同命，死不治。

血气形志篇

形乐志苦，病生于脉；形乐志乐，病生于肉；形苦志乐，病生于筋；形苦志苦，病生于咽嗌；形数惊恐，经络不通，病生于不仁。是谓五形志也。

通评虚实论

黄帝问曰：何谓虚实？岐伯曰：邪气盛则实，精气夺则虚[①]。帝曰：虚实何如？岐伯曰：气虚者，肺虚也；气逆者，足寒也。非其时则生，当其时则死[②]，余脏皆如此。

【注释】

①邪气盛则实，精气夺则虚：邪气，指六淫之邪；精气，指营卫气血；夺者，损伤、消耗之意。

②非其时则生，当其时则死：非其相克之时，故生，生者，健康也；正当相克之时，故死，死者，病也。

帝曰：何谓重实？岐伯曰：所谓重实者，言大热病，气热，脉满，是谓重实。帝曰：经络俱实奈何？何以治之？岐伯曰：经络皆实，是寸脉急而尺缓[①]也，皆当治之。故曰滑则从，涩则逆也。夫虚实者，皆从其物类始，故五脏骨肉滑利，可以长久也。

帝曰：络气不足，经气有余，何如？岐伯曰：络气不足，经气有余者，脉口热[②]而尺寒也。秋冬为逆，春夏为从，治主病者。帝曰：经虚络满何如？岐伯曰：经虚络满者，尺热满，脉口寒涩也。此春夏死，秋冬生也。

帝曰：何谓重虚？岐伯曰：脉气上虚尺虚[③]，是谓重虚。帝曰：何以治之？岐伯曰：所谓气虚者，言无常[④]也；尺虚者，行步恇然[⑤]；脉虚者，不象阴[⑥]也。如此者，滑则生，涩则死也。

【注释】

①寸脉急而尺缓：寸，指寸口；尺，指尺肤。

②脉口热：指滑脉。

③脉气上虚尺虚：此句文字有误，脉下少一虚字，气下多一上字，此句应是：脉虚气虚尺虚。

④言无常：语言失常，气虚所致也。

⑤尺虚者，行步恇然：恇然，怯弱之意。

⑥脉虚者，不象阴也：不象阴也，阴虚之意。

帝曰：寒气暴上，脉满而实，何如？岐伯曰：实而滑则生，实而逆则死。帝曰：脉实满，手足寒，头热何如？岐伯曰：春秋则生，冬夏则死[①]。脉浮而涩[②]，涩而身有热者死。帝曰：其形尽满[③]何如？岐伯曰：其形尽满者，脉急大坚，尺涩而不应也[④]。如是者，故从则生，逆则死。帝曰：何谓从则生，逆则死？岐伯曰：所谓从者，手足温也；所谓逆者，手足寒也。

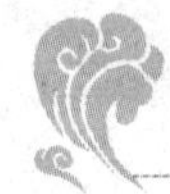

【注释】

①春秋则生，冬夏则死：春则阳气微上，阴气为下，秋则阴气微上，阳气微下，阴阳二气，交相资生，故曰生。冬则阴气尽出于外，夏则阳气尽虚于内，故主死。

②脉浮而涩：浮应汗解，涩乃血虚，阳病见阴脉，主死。

③形尽满：形，指身形；满，指盛实。

④脉急大坚，尺涩而不应也：脉大坚，实也，尺肤反涩，虚也，故不相应。

帝曰：乳子[①]而病热，脉悬小者何如？岐伯曰：手足温则生，寒则死[②]。帝曰：乳子中风热，喘鸣肩息[③]者，脉何如？岐伯曰：喘鸣肩息者，脉实大也，缓则生，急则死[④]。

【注释】

①乳子：谓哺乳婴儿之时。

②手足温则生，寒则死：四肢禀气于胃，温则阳气至，故生；寒则阳气虚，故死，死者，病也。

③肩息：抬肩而喘息，形喘之貌。

④缓则生，急则死：缓者，生气也，急则生气迫急，故死。

帝曰：肠澼便血[①]何如？岐伯曰：身热则死，寒则生。帝曰：肠澼下白沫[②]，何如？岐伯曰：脉沉则生，脉浮则死。帝曰：肠澼下脓血[③]，何如？岐伯曰：脉悬绝则死，滑大则生。帝曰：肠澼之属，身不热，脉不悬绝，何如？岐伯曰：滑大者曰生，悬涩者曰死，以脏期之[④]。

【注释】

①肠澼便血：肠澼，病名，大便滞下不利。肠澼便血，指赤痢。

②肠澼下白沫：指寒痢。

③肠澼下脓血：指赤白痢。

④以脏期之：指肝至悬绝，十八日死；心至悬绝，九日死，肺至悬绝，十二日死，肾至悬绝，七日死，脾至悬绝，四日死。悬绝，指无胃气。

帝曰：癫疾[①]何如？岐伯曰：脉搏大滑，久自已；脉小坚急，死不治。帝曰：癫疾之脉，虚实何如？岐伯曰：虚则可治，实则死。

凡治消瘅[②]、仆击[③]、偏枯[④]、痿厥[⑤]、气满发逆[⑥]，肥贵人则高粱之疾也。隔塞[⑦]，闭绝，上下不通，则暴忧之疾也。暴厥而聋，偏塞闭不通，内气暴薄也。不从内，外中风之病，故瘠留著[⑧]也。跖跛，寒[⑨]风湿之病也。

黄帝曰：黄疸，暴痛，巅疾，厥狂，久逆之所生也。五脏不平，六腑闭塞之所生也。头痛耳鸣，九窍不利，肠胃之所生也。

【注释】

①癫疾：癫痫病。

②消瘅：统称三消病。

③仆击：跌打损伤。

④偏枯：半身不遂。

⑤痿厥：手足痿软而冰冷。

⑥气满发逆：胀满气逆。

⑦隔塞：上下不通。

⑧瘠留著：邪气逗留不去。

⑨跖跛寒：跖跛，行步不正，下肢寒冷。

热 论 篇

帝曰：其病两感于寒者，其脉应与其病形何如？岐伯曰：两感于寒者，病一日，则巨阳与少阴俱病，则头痛，口干而烦满；二日则阳明与太阴俱病，则腹满、身热、不欲食、谵言[①]；三日则少阳与厥阴俱病，则耳聋囊缩而厥。水浆不入，不知人，六日死。

帝曰：五脏已伤，六腑不通，荣卫不行，如是之后，三日乃死，何也？岐伯曰：阳明者，十二经脉之长也，其血气盛，故不知人[②]，三日其气乃尽，故死矣。

【注释】

①谵言：说胡话。

②不知人：意识模糊之意。

刺热篇

肝热病者，小便先黄，腹痛多卧[①]，身热，热争[②]则狂言及惊，胁满痛，手足躁，不得安卧。庚辛甚，甲乙大汗，气逆[③]则庚辛死。其逆则头痛员员[④]，脉引冲头也。

【注释】

①多卧：好眠睡。

②热争：热邪与正气相争。

③气逆：邪胜而逆。

④员员：指头晕。

心热病者，先不乐，数日乃热。热争则卒心痛[①]，烦闷善呕，头痛面赤，无汗。壬癸甚，丙丁大汗，气逆则壬癸死。

【注释】

①卒心痛：突然心痛发作。

脾热病者，先头重，颊痛，烦心，颜[①]青，欲呕，身热。热争则腰痛，不可用俯仰，腹满泄，两颔痛。甲乙甚，戊己大汗，气逆则甲乙死。

【注释】

①颜：指额部。

肺热病者，先淅然[①]厥，起毫毛，恶风寒，舌上黄，身热。热争则喘咳，痛走胸膺背，不得大息，头痛不堪，汗出而寒。丙丁甚，庚辛大汗，气逆则丙丁死。

【注释】

①淅然：如水洒身之寒冷貌。

肾热病者，先腰痛骺酸[①]，苦渴数饮，身热，热争则项痛而强，骺寒且酸，足下热，不欲言，其逆则项痛员员澹澹然[②]，戊己甚，壬癸大汗，气逆则戊己死。

【注释】

①骺酸：小腿酸困。

②员员澹澹然：头目眩晕貌。

肝热病者，左颊先赤；心热病者，颜先赤；脾热病者，鼻先赤；肺热病者，右颊先赤；肾热病者，颐先赤。

奇 病 论

黄帝问曰：人有重身[①]，九月而喑[②]，此为何也？岐伯曰：胞之络脉绝[③]也。帝曰：何以言之？岐伯曰：胞络者，系于肾，少阴之脉，贯肾系舌本，故不能言。帝曰：治之奈何？岐伯曰：无治也，当十月复。《刺法》曰：无损不足，益有余，以成其疹。所谓无损不足者，身羸瘦，无用镵石也；无益其有余者，腹中有形而泄之，泄之则精出[④]，而病独擅中[⑤]，故曰疹成也。

【注释】

①重身：怀孕。

②喑：喑哑。

③绝：断绝，阻隔不通。

④精出：精气溢泄。

⑤擅中：擅自为祸。

帝曰：病胁下满，气逆，二三岁不已，是为何病？岐伯曰：病名曰息积[①]，此不妨于食，不可灸刺，积为导引服药，药不能独治也。帝曰：人有身体髀股胻皆肿，环脐而痛，是为何病？岐伯曰：病名曰伏梁[②]，此风根也。其气溢于大肠，而著于肓[③]，肓之原在脐下，故环脐而痛也。不可动之，动之为水溺涩[④]之病也。

【注释】

①息积：息，停留不动，积，积滞。

②伏梁：病名，横于腹中之积块。

③肓：腹内一种组织，肠膜之间。

④水溺涩：小便不利。

帝曰：人有尺脉数甚，紧急而见，此为何病？岐伯曰：此为疹筋[①]，是人腹必急，白色黑色见，则病甚。帝曰：人有病头痛以数岁不已，此安得之？

名为何病？岐伯曰：当有所犯大寒，内至骨髓。髓者以脑为主，脑逆[②]，故令头痛，齿亦痛，病名曰厥逆。帝曰：善。

【注释】

①疹筋：疹，病也，疹筋，谓病在筋部。

②脑逆：病名，指下文之厥逆，即脑髓为病邪扰乱而逆乱不调。

帝曰：有病口甘者，病名为何？何以得之？岐伯曰：此五气[①]之溢也，名曰脾瘅[②]。夫五味入口，藏于胃，脾为之行其精气，津液在脾，故令人口甘也；此肥美[③]之所发也，此人必数食甘美而多肥也，肥者[④]令人内热，甘者令人中满，故其气上溢，转为消渴[⑤]。

【注释】

①五气：五味所化之精气。

②脾瘅：脾热也。

③肥美：肥厚甘美之饮食。

④肥者：肥美食物。

⑤消渴：病名。

帝曰：有病口苦，取阳陵泉[①]，口苦者，病名为何？何以得之？岐伯曰：病名曰胆瘅[②]。夫肝者，中之将[③]也，取决于胆，咽为之使。此人者，数谋虑不决，故胆虚，气上溢而口为之苦。

【注释】

①阳陵泉：穴名。

②胆瘅：病名，胆受热后而病。

③中之将：即将军之官。

帝曰：有癃者，一日数十溲，此不足也；身热如炭，颈膺如格，人迎躁盛，喘息气逆，此有余也；太阴脉[①]微细如发者，此不足也。其病安在？名为何病？岐伯曰：病在太阴，其盛在胃，颇在肺，病名曰厥，死不治。此所谓得五有余，二不足[②]也。帝曰：何谓五有余二不足也？岐伯曰：所谓五有余者，五病之气有余也；二不足者，亦病气之不足也。今外得五有余，内得二不足，此其身不表不里，亦正死明矣。

【注释】

①太阴脉：即寸口之脉。

②五有余，二不足：五有余，一身热如炭，二颈膺如格，三人迎躁盛，四喘息，五气逆；二不足，一脉微细如发，二小便不利而频数。

帝曰：人生而有癫疾[①]，病名曰何？安所得之？岐伯曰：病名为胎病，此得之在母腹中时，其母有所大惊，气上而不下，精气并居，故令子发为癫疾也。帝曰：有病庞然[②]如有水状，切其脉大紧，身无痛者，形不瘦，不能食，食少，名为何病？岐伯曰：病生在肾，名为肾风，肾风而不能食，善惊，惊已，心气痿者死。帝曰：善。

【注释】

①癫疾：即癫痫。

②庞然：肿大貌。

大 奇 论

肝满、肾满、肺满[①]皆实，即为肿。肺之雍[②]，喘而两胠满；肝雍，两胠满，卧则惊，不得小便；肾雍，胠下至少腹满，胫有大小，髀骱大跛，易偏枯。心脉满大，痫瘛筋挛。肝脉小急，痫瘛筋挛。肝脉骛暴[③]，有所惊骇，脉不至若喑，不治自已。肾脉小急，肝脉小急，心脉小急，不鼓皆为瘕[④]。

【注释】

①肝满、肾满、肺满：邪气壅实为满，肝、肾、肺皆能生满病。

②雍：通“壅”。

③骛暴：迅速奔跑。

④瘕：瘕者，假也，结块隐现不常。

肾肝并沉为石水，并浮为风水，并虚为死，并小弦欲惊，肾脉大急沉，肝脉大急沉，皆为疝。心脉搏滑急为心疝，肺脉沉搏为肺疝[①]。三阳急为瘕，三阴急为疝，二阴急为痫厥[②]，二阳急为惊。脾脉外鼓沉，为肠澼，久自已。肝脉小缓为肠澼，易治。肾脉小搏沉，为肠澼、下血，血温身热者死。心肝澼亦下血，二脏同病者，可治。其脉小沉涩为肠澼，其身热者死，热见七日死。

【注释】

①肺疝：寒邪犯肺引起之胸闷疼痛。

②痫厥：昏迷不省人事。

胃脉沉鼓涩，胃外鼓大，心脉小坚急，皆膈偏枯。男子发左，女子发右，不喑舌转，可治，三十日起。其从[①]者喑，三岁起，年不满二十者，三岁死。脉至而搏，血衄身热者死。脉来悬钩浮[②]为常脉。脉至如喘，名曰暴厥，暴厥者，不知与人言，脉至如数使人暴惊，三四日自已。

【注释】

①其从：指男子发如右，女子发如左，以男子右为从，女子左为从也。

②悬钩浮：悬，不上不下，居于中也，意指脉象正常，未失中和。

脉至浮合[①]，浮合如数，一息十至以上，是经气[②]予不足也，微见九十日死；脉至如火薪然，是心精之予夺也，草干而死；脉至如散叶，是肝气予虚也，木叶落而死；脉至如省客，省客[③]者，脉塞而鼓[④]，是肾气予不足也，悬去枣华[⑤]而死；脉至如丸泥，是胃精予不足也，榆荚落[⑥]而死。

【注释】

①浮合：形容脉象如水上波浪，忽分忽合，难以分清之象。

②经气：经脉之气。

③省客：如同访客，来去不定。

④脉塞而鼓：形容脉搏壅塞不通，又忽然博大而见。

⑤悬去枣华：指初夏时分。

⑥榆荚落：指春末夏初时分。

脉至如横格[①]，是胆气予不足也，禾熟而死[②]；脉至如弦缕[③]，是胞精予不足也，病善言，下霜而死，不言可治。脉至如交漆[④]，交漆者，左右傍至也，微见三十日死；脉至如涌泉，浮鼓肌中，太阳气予不足也，少气，味韭英而死[⑤]。

【注释】

①横格：如物横格于中间，形容脉长而坚。

②禾熟而死：指秋末时分。

③弦缕：形容脉象如弓弦一样细小紧张。

④交漆：交通“绞”，形容脉象散乱，如以绞过滤漆汁一样四散流溢。

⑤味韭英而死：指死亡时间是能吃到新的韭菜叶时候。

脉至如颓土[1]之状，按之不得，是肌气[2]予不足也，五色先见黑，白垒[3]发死；脉至如悬雍[4]，悬雍者，浮揣切之益大，是十二俞之予不足也，水凝而死；脉至如偃刀[5]，偃刀者，浮之小急，按之坚大急，五脏菀熟[6]，寒热独并于肾也，如此其人不得坐，立春而死；脉至如丸滑不值手，不值手者，按之不可得也，是大肠气予不足也，枣叶生而死；脉至如华者，令人善恐，不欲坐卧，行立常听，是小肠气予不足也，季秋而死。

【注释】

①颓土：坍塌之朽土，形容脉象虚大无力。

②肌气：指脾气。脾主肌肉，肌气即脾气。

③白垒：藤葛。

④悬雍：喉间之悬雍垂，俗称小舌头。

⑤偃刀：形容脉象浮取小急，中按则坚大。

⑥菀熟：郁热之意。

胀　论

黄帝曰：脉之应于寸口，如何而胀？岐伯曰：其脉大坚以涩者，胀也[1]。黄帝曰：何以知脏腑之胀也？岐伯曰：阴为脏，阳为腑[2]。

【注释】

①脉大坚以涩者，胀也：邪气盛而聚结不散，故致胀。

②阴为脏，阳为腑：脉病在阳则胀在腑，脉病在阴则胀在脏。

水　胀

黄帝问于岐伯曰：水与肤胀，鼓胀，肠覃，石瘕，石水，何以别之？岐伯答曰：水始起也，目窠上微肿，如新卧起之状，其颈脉动，时咳，阴股间寒，足胫瘇[①]，腹乃大，其水已成矣。以手按其腹，随手而起，如裹水之状，此其候也。

黄帝曰：肤胀何以候之？岐伯曰：肤胀者，寒气客于皮肤之间，鼟鼟然不坚，腹大，身尽肿，皮厚，按其腹，窅[②]而不起，腹色不变，此其候也。鼓胀何如？岐伯曰：腹胀身皆大，大与肤胀等也，色苍黄，腹筋起[③]，此其候也。肠覃[④]何如？岐伯曰：寒气客于肠外，与卫气相搏，气不得荣，因有所系，癖而内著，恶气乃起，瘜肉乃生。其始生也，大如鸡卵，稍以益大，至其成，如怀子之状，久者离岁[⑤]，按之则坚，推之则移，月事以时下，此其候也。石瘕何如？岐伯曰：石瘕生于胞中，寒气客于子门，子门闭塞，气不得通，恶血当泻不泻，衃以留止[⑥]，日以益大，状如怀子，月事不以时下，皆生于女子，可导而下[⑦]。

【注释】

①瘇：指足部肿。

②窅：凹陷之意。

③腹筋起：腹壁上有青色大筋。

④肠覃：指肠息肉。

⑤离岁：离，越过；岁，一年。即经年之意。

⑥衃以留止：衃，恶血；留止，聚集不散。

⑦可导而下：导血下行之法。

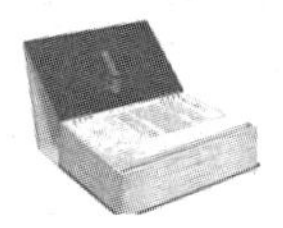

调治宜忌论第七

此篇论述调治之方法。调，谓调理，治，谓治理，曰调曰理，虽自有异，而“理”则一也。“理”者为何？纹理之理，顺也，一切事物，顺之则安，人有不适，即是不顺，或调或治，顺之则适矣。

《内经》所论调治，仍以“阴阳五行”学说和“天人相应”观念，以及脏腑、经络、营卫气血等之生理功能与病理变化为理论基础。在此基础上，用“以常衡变揆度奇恒”之方法，根据因、机、形证，进行辨证论治，从而议定寒者热之，热者寒之，虚则补之，实则泄之，上之下之，逆之从之等调治原则，针对病理变化，用以消除病痛，去其不适，恢复健康。

调治疾病，欲得得心应手，首当胸怀“整体观念”“谨察阴阳所在而调之，以平为期”。也即“治病必求于本”“必伏其所主，而先其所因”“病在上取之下，病在下取之上，病在中旁取之。”不可头痛医头，脚痛医脚，应辨证求因，审因论治，或施以“正治”，或施以“反治”，或扶正祛邪，或祛邪护正，或从急而治其标，或从缓而治其本，或收，或敛，或缓，或急，或燥，或润，或软，或坚，以所利而行之，调其气，务使偏胜偏衰者臻于平衡。

未病之先，先予调之，曰上工治未病；将病之时，亟预防之，为中工治将病；既病之后，去其致病之由，愈其病损之体，是下医治疗之能事。调之，预之，治之，其法不一，或导引，或祝由，或针砭，或灸焫，或按推，或药饵，然皆须透彻阴阳之变迁，及木得金而伐，火得水而灭，土得木而达，金得火而缺，水得土而绝之理，则天下自安矣。

阴阳应象大论

治病必求于本[①]。

阴味出下窍，阳气出上窍。味厚者为阴，薄为阴之阳；气厚者为阳，薄为阳之阴。味厚则泄，薄则通，气薄则发泄，厚则发热。气味辛甘发散为阳，酸苦涌泄为阴。

【注释】

①求于本：寻求病机之所在，致病之原因。

邪风[①]之至，疾[②]如风雨，故善治者治皮毛，其次治肌肤，其次治筋脉，其次治六腑，其次治五脏。治五脏者，半死半生也。

【注释】

①邪风：泛指六淫之邪。

②疾：急促，快疾。

故曰：病之始起也，可刺而已；其盛，可待衰而已[①]。故因其轻而扬之[②]，因其重而减之[③]，因其衰而彰之[④]。形不足者，温之以气[⑤]；精不足者，补之以味[⑥]。其高者，因而越之[⑦]；其下者，因而竭之[⑧]。

【注释】

①其盛，可待衰而已：病邪强盛时先勿治疗，等待邪气衰弱时予以治疗。

②轻而扬之：轻，轻飏；扬，发散法。之，代词，指邪气。

③重而减之：重，病邪严重；减，逐步治疗。

④衰而彰之：衰，正气衰弱；彰，表彰，意即补益。正气虚弱者，用补益法。

⑤形不足者，温之以气：形体虚弱，温补其气。

⑥精不足者，补之以味：精不足，精血虚弱；补之以味，用气味厚重之药补益之。

⑦其高者，因而越之：其高，病邪在上焦，越，用催吐法。

⑧其下者，因而竭之：其下，病邪在下焦；竭，涤荡，攻下。

中满者，泻之于内[①]；其有邪者，渍形以为汗[②]；其在皮者，汗而发之；其慓悍者，按而收之[③]；其实者，散而泻之。审其阴阳，以别柔刚[④]，阳病治阴，阴病治阳，定其血气，各守其乡[⑤]，血实宜决之[⑥]，气虚宜掣[⑦]引之。

【注释】

①中满者，泻之于内：中满，腹满也；写，即泻也；于内，指腹满。

②渍形以为汗：渍，以汤水浸激；汗，发汗。

③其慓悍者，按而收之：慓悍，急猛；按而收之，按情况收伏他。

④柔刚：指阴阳性质。

⑤各守其乡：守，审察分别，其乡，所在之处。

⑥血实宜决之：血实，血瘀；决，逐，泻，即放血法。

⑦掣：指导引。

三部九候论

岐伯曰：必先度其形之肥瘦，以调其气之虚实，实则泻之，虚则补之。必先去其血脉[①]，而后调之，无问其病，以平为期。

【注释】

①去其血脉：泄其血脉中之瘀血。

五脏别论

凡治病，必察其下[①]，适[②]其脉候，观其志意，与其病能。拘于鬼神者，不可与言至德[③]；恶于针石者，不可与言至巧[④]；病不许治者，病必不治，治之无功矣。

【注释】

①下：指二便。

②适：测。

③至德：医学理论。

④至巧：指针石治病之方法。

异法方宜论

黄帝问曰：医之治病也，一病而治各不同，皆愈，何也？岐伯对曰：地势[①]使然也。故东方之域[②]，天地之所始生[③]也，鱼盐之地，海滨傍水，其民食鱼而嗜咸，皆安其处，美其食。鱼者使人热中[④]，盐者胜血[⑤]，故其民皆黑色疏理[⑥]，其病皆为痈疡，其治宜砭石[⑦]。故砭石者，亦从东方来。

【注释】

①地势：地理形势。

②域：地区。

③始生：生发之气之开始。

④热中：热邪积聚中焦。

⑤盐者胜血：盐属水，而入血分，少则养血，多则害血，盐胜血则血为盐伤也。

⑥疏理：肌理疏松。

⑦砭石：古人治病之器具，以石为针为刀者。

西方者，金玉之域，沙石之处[①]，天地之所收引[②]也。其民陵居[③]而多风，水土刚强，其民不衣而褐荐[④]，其民华食[⑤]而脂肥，故邪不能独伤其形体，其病生于内[⑥]，其治宜毒药[⑦]。故毒药者，亦从西方来。

【注释】

①金玉之域，沙石之处：金玉沙石，皆西方地域之所有。

②收引：西方通秋气，故主收引降敛。

③陵居：依山陵而居。

④褐荐：褐，葛也，指毛布；荐，卧席。泛指床上用品。

⑤华食：肥美饮食。

⑥病生于内：各种疾病皆生于内。

⑦毒药：治病之药饵。

北方者，天地所闭藏之域也。其地高陵居，风寒冰冽，其民乐野处而乳食[①]，脏寒生满病[②]，其治宜灸焫[③]；故灸焫者，亦从北方来。

【注释】

①乐野处而乳食：乐，习惯，野处，在野外居住；乳食，奶酪饮食。即游牧生活。

②脏寒生满病：脏寒，内脏寒凉。寒则阳气滞而不运，气机滞塞故满。

③灸焫：泛指各种火疗法。

南方者，天地所长养[①]，阳之所盛处也。其地下，水土弱，雾露之所聚也。其民嗜酸而食胕[②]，故其民皆致理而赤色，其病挛痹[③]，其治宜微针。故九针[④]者，亦从南方来。

【注释】

①长养：长养万物。

②胕：通“腐”，腐臭之食物。

③挛痹：挛，拘急挛缩；痹，麻木不仁。

④九针：古之针具，即镵针、员针、鍉针、锋针、铍针、员利针、毫针、长针、大针九种。

中央者，其地平以湿，天地所以生万物也众[①]。其民食杂[②]而不劳，故其病多痿厥寒热，其治宜导引按跻。故导引按跻者，亦从中央出[③]也。

故圣人杂合以治，各得其所宜，故治所以异，而病皆愈者，得病之情[④]，知治之大体[⑤]也。

【注释】

①生万物也众：土德广厚，故生万物。

②食杂：食物复杂而丰。

③出：四方会聚谓之来，中央四布，则谓之出。

④得病之情：了解得病之原因。

⑤知治之大体：治疗疾病之具体方法。

汤液醪醴论

帝曰：其有不从毫毛而生，五脏阳已竭也。津液充郭[①]，其魄独居，精孤于内，气耗于外[2]，形不可与衣相保，此四极[3]急而动中，是气拒于内，而形施于外，治之奈何？岐伯曰：平治于权衡[4]，去宛陈莝[5]，微动四极，温衣，缪刺[6]其处，以复其形。开鬼门，洁净府[7]，精[8]以时服，五阳[9]已布，疏涤五脏。故精自生，形自盛，骨肉相保，巨气[10]乃平。帝曰：善。

【注释】

①津液充郭：津液，指水气；充，充满；郭，廓也，指整个身体；即水气充满全身。

②其魄独居，精孤于内，气耗于外：魄，指阴精，因无阳气以化，故曰独居、故曰孤精；气耗于外，指阳气耗散于外。

③四极：指四肢。

④权衡：反复考虑。

⑤去宛陈莝：去，除去；宛，郁积；陈莝，久积之杂草，意即去除郁积之水液。

⑥缪刺：病在左，刺之右，病在右，刺之左，是为缪刺法。

⑦开鬼门，洁净府：鬼门，指汗孔，开鬼门，即发汗法；净府，指膀胱，洁净府，即利尿法。

⑧精：即上文孤精之精。

⑨五阳：五脏阳气。

⑩巨气：人体之正气。

玉版论要篇

黄帝问曰：余闻《揆度》《奇恒》，所指不同，用之奈何？岐伯对曰：《揆度》者，度病之浅深也。《奇恒》者，言奇病[1]也。请言道之至数[2]，《五色》《脉变》《揆度》《奇恒》，道在于一[3]。神转不回，回则不转，乃失其机[4]，至数之要，迫近于微[5]。著之玉版[6]，命曰合《玉机》[7]。

【注释】

①奇病：异常之疾病。

②至数：原意是重要之理数，此处指色脉。

③道在于一：道，道理；一，指神气。

④神转不回，回则不转，乃失其机：神转，指神气之运行；回，指逆行，退却；其机，正常神气之机。

⑤迫近于微：迫近，浅近；微，微妙。此语之意，乃对色脉之诊察虽然浅近，但却关乎神机之微妙处。

⑥玉版：玉石做成之版面，指宝贵的记载。

⑦合《玉机》：合，符合，玉机，论文之名称。

容色[①]见上下左右，各在[②]其要。其色见浅者，汤液主治，十日已；其见深者，必齐[③]主治，二十一日已；其见大深者，醪酒主治，百日已。色夭面脱，不治，百日尽已。脉短气绝[④]死，病温虚甚[⑤]死。

【注释】

①容色：面容之气色。

②在：诊察。

③齐：通“剂”，指药剂。

④脉短气绝：脉气短而阳气虚脱。

⑤病温虚甚：温热病之正气虚衰。

宝命全形篇

岐伯曰：木得金而伐，火得水而灭，土得木而达，金得火而缺，水得土而绝，万物尽然，不可胜竭[①]。

一曰治神，二曰知养身，三曰知毒药为真[②]，四曰制砭石小大[③]，五曰知腑脏血气之诊，五法俱立，各有所先。今末世之刺也，虚者实之，满者泄之，此皆众工所共知也。若夫法天则地，随应而动，和之者若响，随之者若影，道无鬼神[④]，独来独往。

【注释】

①不可胜竭：竭，尽也。不可胜竭，即不可枚举之意。

②三曰知毒药为真：毒药，治病之药物；为真，药物之性能。

③制砭石小大：根据需要，制造大小不等的针具（砭石）。

④道无鬼神：道，道理；鬼神，神秘。

热　论

帝曰：治之奈何？岐伯曰：治之各通其脏脉[①]，病日衰已矣。其未满三日者，可汗而已；其满三日者，可泄[②]而已。帝曰：治遗[③]奈何？岐伯曰：视其虚实，调其逆从[④]，可使必已矣。帝曰：病热当何禁之？岐伯曰：病热少愈，食肉则复[⑤]，多食则遗，此其禁也。

【注释】

①治之各通其脏脉：随经分治之意。

②泄：即泻。

③遗：遗留，残余。

④逆从：逆治法与从治法。

⑤食肉则复：复，复发也。

标本病传论

病有标本，刺有逆从[①]，奈何？岐伯对曰：凡刺之方，必别阴阳[②]，前后相应[③]，逆从得施[④]，标本相移[⑤]，故曰：有其在标而求之于标，有其在本而求之于本，有其在本而求之于标，有其在标而求之于本。故治有取标而得者，有取本而得者，有逆取而得者，有从取而得者。故知逆与从，正行无问；知标本者，万举万当，不知标本，是谓妄行。

【注释】

①病有标本，刺有逆从：标，后生之病，或可见之证；本，先生之病，或致病之由。正治曰逆，反治曰从。

②必别阴阳：病证之阴阳分辨。

③前后相应：前后，指腹部与背部。

④逆从得施：正确地应用逆治法和从治法。

⑤标本相移：急则治其标，缓则治其本，灵活对待。

夫阴阳逆从，标本之为道也，小而大，言一而知百病之害[①]。少而多，浅而博，可以言一而知百也。以浅而知深，察近而知远。言标与本，易而无及[②]。

【注释】

①言一而知百病之害：一，指标本。害，指病因。

②易而无及：易，指标本容易理解；无及，指临床运用不容易掌握。

治反为逆，治得为从[①]。先病而后逆者治其本[②]，先逆而后病者治其本，先寒而后生病者治其本，先病而后生寒者治其本，先热而后生病者治其本，先热而后生中满者治其标，先病而后泄者治其本，先泻而后生他病者治其本，必且调之，乃治其他病。先病而后生中满者治其标[③]。先中满而后烦心者治其本。人有客气有同气[④]。小大不利治其标[⑤]。小大利治其本。病发而有余，本而标之，先治其本，后治其标；病发而不足，标而本之，先治其标，后治其本。谨察间甚[⑥]，以意调之，间者并行[⑦]，甚者独行[⑧]。先小大不利而后生病者治其本。

【注释】

①治反为逆，治得为从：治寒用热药曰治反，为逆治法；治热用热药曰治得，为从治法。

②先病而后逆者治其本：凡初生之病，而后病势逆者，必先治其初病，为治其本。

③先病而后生中满者治其标：病生之后出现中满证者，应急治其中满，不然，药食之气皆不得入也。

④人有客气有同气：客气，新入之邪气；同气之同字，当作“固”字。固气，原有之邪气。

⑤小大不利治其标：小大，之大小便，凡大小便不通利者，不管有什么其他病，都要先通利标证大小便。

⑥间甚：间，轻浅；甚，严重。

⑦并行：即标本同治。

⑧独行：单独进行治疗。